任性出版

被黑狗咬住的人生

焦慮、恐懼、失眠、無助、極度社恐……
情緒就像暗處的黑狗，
你永遠不知牠何時跳出來攻擊，
所幸牠們並非不能馴服。

精神病與精神衛生學博士、精神科執業醫師
徐勇——著

Contents

推薦序

擺脫黑狗的尾隨，讓內心優雅自在

王意中心理治療所所長、臨床心理師／王意中

每個人在這一生中，或多或少曾被不同的負面情緒折騰。無論是焦慮、憂鬱、憤怒、不安、狂躁、疑慮……這些情緒就像黑狗，時不時尾隨在你的身邊。

這幾年來，人們往往從新聞事件、電視和電影、文章小說、社群網站，或生活周遭的親朋好友等，接觸到精神疾病相關的議題。對此，許多人總帶著異樣的眼光、排斥的態度、冷漠的距離，想與精神疾病或患者劃清界線，避之唯恐不及。

然而，我們離精神疾病的距離比想像中的還要近。若未加覺察，一不小心就會墜入黑暗心靈的深淵，從此人生被迫改變，就怕自己早已身處其中卻不自知。

我們是時候來好好正視精神疾病，吸收相關的知識，拋開刻板的汙名化印象，並

了解每一個情緒行為背後，所要傳達的訊息以及蘊含的意義。

我認為，「專業」就是以能讓對方明白的方式來傳達。而本書便是以專業的角度寫下，開啟你對精神醫學與臨床心理學等知識的理解。作者透過寫實的筆調，幫助讀者在閱讀過程中，對於各類型的情緒行為障礙、網路成癮、自閉症等精神疾病，產生深刻的畫面與了解。

本書並非要讀者對號入座，或任意的對疾病貼上標籤。而是基於診斷是一種溝通的概念，讓我們了解疾病與疾病之間的相似與不同，並看見深藏其中的複雜人性。

某些兒童、青少年或成人深陷精神疾病困擾，就像遇到黑狗狂吠、朝自身撲來，他人卻難以用同理心看待。「同理」很好說、不好做，但同理是必要之存在。作者將精神醫學的臨床實務經驗，以易讀易懂的文筆呈現出來，使讀者能逐漸了解疾病的本質，而不再受制於表象。讓我們有緣手持理解的鑰匙，打開曾關上的心門，走進自己或生命中重要他人的內心世界。

本書在友善理解精神疾病患者的前提下，試著帶領讀者將心變得柔軟，學習尊重與接納眼前的每一個人。

負面情緒就像天空中偶爾會出現的烏雲，難以避免，但我們不該視為理所當然，任由情緒擺布。當我們撥雲見日，我相信，陽光將灑落在你我內心的深處，讓內心優雅自在。

前言
每個人都有可能被「黑狗」攻擊

人們習慣將「憂鬱」比喻為一隻黑狗，牠總是在不知不覺間闖入人的心靈。而一旦被牠咬住，整個人就會被拖入暗淡無光的萬丈深淵（按：英國前首相邱吉爾曾說：「我心中的憂鬱就像一隻黑狗，一有機會就咬住我不放。」之後歐美地區便常以黑狗來象徵憂鬱症）。

其實，**這樣的心靈黑狗何止憂鬱一隻。焦慮、強迫、失眠……無數條黑狗躲在陰暗角落，虎視眈眈的注視著我們**，雖然平時感覺不到牠們的存在，但只要稍有機會，牠們就可能乘隙而入、面露猙獰，撕毀我們的心理防線，擾亂我們的精神世界。

理論上，**每個人都有可能被黑狗攻擊**，牠們會削弱你的意志、破壞你的自信、擾亂你的思維、吞噬你的快樂……但黑狗不會主動告訴你，儘管牠們凶狠可怕，卻並非不可馴服。

人們之所以害怕精神疾病這類黑狗，大都是因為不了解牠們，就像人們怕鬼，也是因為從來沒有見過鬼罷了。如果熟悉了精神疾病的病因和特點，那麼我們就能從一個更高的角度來客觀審視這些黑狗，不給牠們傷害我們的機會，或將傷害降至最低。

有個笑話一直在網路上流傳：

一位記者採訪精神病院的院長：「您怎麼判斷一位精神病患者是否痊癒？」

院長說：「讓精神病患者到泳池邊，給他一個籃子和一個杯子，請他把泳池裡的水清空。」

記者興奮的說：「痊癒的人會用杯子。」

院長用奇怪的眼神看著記者說：「不，痊癒的人會把泳池的塞子拔掉。」

還好，這是個笑話，現實中沒有哪一個精神病院，會採取這個標準來判斷精神病患者是否痊癒。

話又說回來，選擇拔掉塞子的人，精神真的比選擇杯子的人健康嗎？我看未必，不管是選擇拔掉塞子還是選擇杯子，都僅是表面現象，而掩蓋在這之下的本質問題，有時並不那麼容易被發現。

因此，學習精神心理方面的知識，就顯得非常重要。掌握這些知識，可以**讓我們更加認識自己**：為什麼自己會特別在意別人的評價？為什麼自己會陷入無休止的精神內耗？為什麼在親密關係中受傷的總是自己？

除此之外，學習精神心理方面的知識，還能**讓我們更容易理解他人**：原來患憂鬱症的人不是矯情，是真的病了；原來反覆洗手的強迫症患者，不是故意嫌棄別人髒，是真的控制不住自己；原來「熊孩子」不是家長沒有教育好，他們只是生病了；原來每天面帶微笑從不拒絕幫忙的朋友，也可能正在情緒崩潰的邊緣。

但這些知識往往是枯燥的，我們平常聽到或看到每個有趣的心理學現象背後，都與複雜的腦部結構和神經傳導物質密切相關。所以，非專業人士要馴服這些心靈黑狗並不簡單，往往需要有經驗的「馴獸師」來耐心指導。

本書的目的就在於此，每一個問題都從真實案例改編的故事展開，將枯燥的知識以有趣的方式展現，讓讀者在看故事的同時，理解精神病學和心理學的理論，從現象直達本質，**將自己從精神內耗的泥淖中解救出來**。

願這本書如一縷陽光照進你的生活，多多少少驅散一些情緒上的陰霾。

第一章

如果人間有地獄，就在憂鬱症患者心中

「對我來說，今天是一個既普通又特殊的日子。普通的是，今天是我離職的第八十七天、分手的第五十二天，也是我被醫生診斷為憂鬱症的第十天；特殊的是，我決定從今天開始寫我的憂鬱日記。

「如果說憂鬱症是一條『黑狗』，一旦被牠咬住就很難擺脫，那麼我的這一條黑狗似乎特別黏人，不僅形影不離的跟在我身邊，還把我拖進痛苦的沼澤。事業上的不順及感情上的背叛，讓我從早到晚都活在疲憊之中，我不想出門，也不想說話，更不想吃飯，每天的日常就是忍受看不到盡頭的空虛和折磨。

「父母不理解我，認為我太矯情，逼我走出房間，但外面熙熙攘攘的人群讓我感到更加孤獨。我把頭深深的埋進連帽衣的帽子裡，感覺自己像一個罪大惡極的犯人，低著頭，漫無目的的在大街上遊蕩，周圍陌生的目光像是審判者的權杖，即便是隔著厚厚的連帽衣，也讓我如坐針氈。我的手忍不住的抖，身體不聽使喚的晃動，腦子就像是一臺生了鏽的機器，無法思考。

「不知道從哪一天開始，我變得敏感多疑，與父母一言不合就會大吵大鬧，工作時也經常丟三落四。家人和朋友經常默默忍受我的胡攪蠻纏，所有人在我面前變得小心翼翼，生怕哪一句話或哪個動作觸碰到我敏感的神經。即便如此，我還是無法擺脫來自靈魂深處的絕望和無助，這些消極的情緒雖然看不到、摸不著，但真的就像一條可怕的黑狗，不知不覺把人一步步逼入死胡同。

「有時候我會不知不覺的深睡幾小時，那種感覺真好，什麼也看不見、什麼也聽不見，我經常想如果就這樣死去，該是一件多麼美好的事情啊！但夢還是會醒，我每次睜開眼後，會感到莫名的害怕，恐懼就像空氣一樣圍繞著我，我也不知道在害怕什麼，可能是害怕自己會在某個時刻堅持不住，而選擇自殺。

「每當我看著周圍的同事和朋友都在積極生活時，我會覺得自己是無用之人，是一個被世界拋棄的人，不值得任何同情。大家都說挫折也是一種成長，要學會從陰影中走出來，這些道理其實許多人都懂，但不是誰都能做到，我就是做不到的那一個。看著鏡子中日漸頹廢的自己，我很迷茫，以前那個活潑開朗的女孩到哪裡去了？難道我此生就要這麼墮落下去嗎？

「我不甘心就此沉淪，因此開始尋求專業人士的幫助。當我從醫生口中得知我罹患憂鬱症時，我並沒有覺得意外，甚至有種踏實的感覺：終於敢面對自己的問題了。我開始遵照醫囑服藥，今天正是服藥的第十天，儘管暫時還沒有感覺到有多大的效果，但我會堅持下去……。」

以上內容來自二十八歲女孩小童的分享。她因為生活中的各種不如意，而得了憂鬱症。雖然我沒有見過小童，但透過她的文字，我隱約感覺到小童是一位堅強的女孩，她正在經歷人生的低谷。同時，她也在努力克服自卑，為了再次獲得信心，更是為了找回曾經樂觀向上的自己。

面對不如意，每個人反應不同

那麼，像工作或感情不順利這樣的負面生活事件，如何導致小童患上憂鬱症？個體先天具有一定的抵抗和修復能力，來應對外界負面生活事件對自身的傷害。當負面生活事件的傷害性太大，個體無法抵抗和修復時，就會引起腦神經通路的病理性改變，並導致神經傳導物質失衡，進而促使憂鬱症發作。

聽起來好像有點複雜，我用遊戲《植物大戰殭屍》（Plants vs. Zombies），來說明一下這個理論。各種殭屍代表具有傷害性的各種負面生活事件；豌豆射手代表個體抵禦負面生活事件的能力；向日葵負責為豌豆射手提供陽光，代表具有調節作用的神經傳導物質。

遊戲開始，出現低級殭屍時，普通的豌豆射手可以輕易的將其消滅，但受到紅眼巨人這種高級殭屍的攻擊時，普通的豌豆射手就抵擋不住了，這時就須消耗一定量的陽光來幫豌豆射手升級，讓他變成更強大的機槍豌豆射手，以抵禦紅眼巨人殭屍的攻擊。

如果機槍豌豆射手勝利，那麼遊戲依然可以繼續，小童的情緒也不會出現異常。反之，機槍豌豆射手就會被紅眼巨人殭屍吃掉。而在吃掉機槍豌豆射手後，紅眼巨人殭屍還會順路吃掉向日葵，最終導致神經傳導物質失衡，神經通路被破壞，小童隨之患上憂鬱症，遊戲結束。

當然，殭屍和豌豆射手之間的強弱關係是相對的，具有明顯的個體差異。正所謂「汝之蜜糖，彼之砒霜」，**就以工作或感情不順利這種事來說**，有的人經歷過好多次也沒有憂鬱，反而增加了許多人生經驗。**但小童就罹患憂鬱症了，這背後的原因是什麼？**

這就要從憂鬱症的病因說起。

單靠多巴胺，救不了患者

憂鬱症是由多種原因引起的心境障礙（Mood Disorder），以顯著和持久的情感低落、興趣喪失為主要臨床症狀，可伴有幻覺、妄想等精神病性症狀。根據世界衛生組織（WHO）統計，全球約有三億五千萬人患有憂鬱症。憂鬱症發病機制複雜，目前尚未完全明確，可能為生物因素、環境因素，以及生理因素等共同作用所致。

1. 生物因素：遺傳可能是所有致病因素中最重要的一個，憂鬱症患者的一級親屬患憂鬱症的風險，是一般人的二至十倍。所以，並非經歷失戀這類負面生活事件的人都會得憂鬱症，許多人在經歷過比失戀更痛苦的生活事件後，仍然能保持積極樂觀的心態，這其中的奧祕，極有可能就是個體之間基因的差異。

2. 環境因素：「橘生淮南則為橘，生於淮北則為枳」，環境對個體情緒的影響是不言而喻的。通常來說，生活中的所有負面生活事件（如：喪偶、失業或疾病等），是導致憂鬱症發生的危險因素，其中童年的不良經歷（如：被虐待或遺棄等）不可忽視。

3. 生理因素：無論是生物因素還是環境因素，最終都要透過生理改變來形成臨床症狀。這些生理改變包括神經內分泌系統的改變、大腦神經成像的改變，以及神經電生理的改變等。其中被廣泛認可的當屬神經傳導物質失衡假說，這一假說認為人的大腦中，存在穩定情緒的三大神經傳導物質，即多巴胺、血清素（又稱5-羥色胺）和正腎上腺素（又稱去甲基腎上腺素），正是它們三者的功能紊亂，導致了憂鬱症發生。

先說多巴胺，也有人把它叫做「快樂因子」，我們平常所說的滿足感就和它有關。比如，原本特別喜歡跳舞的人，如果多巴胺分泌不足，他們就會對跳舞失去興趣。但也並不是說多巴胺分泌得越多越好，所謂物極必反，像物質依賴和思覺失調症這些嚴重的精神疾病，都與多巴胺分泌過多有關。

運動是刺激多巴胺分泌的一個有效途徑，臨床醫生總是喜歡鼓勵憂鬱症患者多運動，就是這個道理。但在實際生活中，運動治療憂鬱的方案通常不能奏效，這是因為憂鬱症患者本身就有不想運動的特點，而且**單靠多巴胺的一己之力，可能無法拯救患者**。想治癒憂鬱症患者，還需要其他神經傳導物質的幫助。

血清素就是能幫助多巴胺的另一種神經傳導物質。它的作用十分廣泛，在人的情緒、記憶力等多個方面，都具備調節的作用，幾乎所有的抗憂鬱藥，都對血清素系統起作用。巧合的是，女性先天上分泌的血清素少於男性，這也從生理角度，解釋了女性比男性更容易患憂鬱症的原因。

而正腎上腺素是與個體精力關係特別密切的神經傳導物質，憂鬱症患者出現的疲勞、精力不濟和反應變慢的臨床症狀，大部分與正腎上腺素分泌減少有關。

憂鬱症主要是由以上三大神經傳導物質失衡，以及其對應的受體功能異常引起。受體的本質是一種特殊大分子蛋白質，存在於細胞膜或細胞內，它具有高度的特異性，可以識別並結合相對應的生物活性分子（比如神經傳導物質），使細胞發生一系列的生物化學反應。

大家可以把這個過程，簡單的理解為「一把鑰匙開一把鎖」，神經傳導物質就是鑰匙，受體就是鎖。多巴胺這把鑰匙，只能打開多巴胺受體這把鎖，而不能打開其他神經傳導物質的鎖。目前絕大部分的抗憂鬱藥，也正是透過作用於這三大神經傳導物質及其受體，而產生治療效果。

存在人間的地獄

大家對「憂鬱」這個詞並不陌生，我們每個人都有不開心的時候，多少會有考試成績不如意或工作不順利的經歷，這時我們出現的沮喪和失落，就是憂鬱情緒。但是注意了，憂鬱情緒不等於憂鬱症。憂鬱症的第一個症狀是顯著而持久的憂鬱情緒，沒有憂鬱情緒就無法確診為憂鬱症，但有憂鬱情緒不一定是憂鬱症。

憂鬱情緒是人類的一種正常情感反應。只有當憂鬱情緒持續存在一定時間（**通常為兩週**）後，才有可能被診斷為憂鬱症。**典型憂鬱症的憂鬱情緒，具有「晨重暮輕」的特點，即憂鬱症患者在清晨時情緒非常低落，到中午時就有所減輕，晚上的狀態通常是一天中最好的。**

原因可能是對於白天各種煩瑣的工作和複雜的人際關係，憂鬱症患者無力面對；而到了晚上就無須再偽裝自己，情緒因而好轉。當然這只是原因之一，有的專家認為，血清素分泌不均衡，是晨重暮輕現象的罪魁禍首。陽光可以促進血清素的分泌，患者在中午或下午能獲得更多的光照，血清素的分泌相對增多，所以情緒會較清晨好一些。

在憂鬱情緒的影響下，患者經常感到極度自卑，感覺自己一切都不如別人，嚴重者甚至會繼發許多精神病性症狀，其中以自罪妄想最為常見。存在這種妄想的患者，毫無根據的堅信自己犯了不可原諒的滔天大罪，並認為自己應受到嚴厲的懲罰，為此患者經常採取拒食等自殘行為，或主動要求司法機關審判自己。

英國學者羅伯．伯頓（Robert Burton）曾結合自身經歷，對這一內心體驗有過這樣的描述：「**如果人間存在地獄，那麼一定就在憂鬱症患者的心中。**」可見憂鬱症是一種多麼可怕的精神疾病。

憂鬱症的第二個症狀是喪失興趣和愉悅感，簡單來說，就是患者什麼事情都不願意做，勉強做了也體會不到快樂。憂鬱情緒的誘因往往是喪失，有人是因為喪失親情，有人是因為喪失事業，也有人是因為喪失愛情。諸如此類的喪失會導致愉悅感缺失，患者體會不到快樂，對之前感興趣的事也毫不在意，每天都活在痛苦中，嚴重者為了逃避現實會選擇自殺。

憂鬱症的這一特點，可以在動物實驗中驗證。比如，實驗大鼠本來非常喜歡喝糖水，當牠們同時面對糖水和水時，喝糖水的頻率遠遠大於喝水的頻率，因為糖水會帶給牠們愉悅感。但經受過一些諸如恐嚇、電擊等人為的折騰後，牠們喝糖水的行為會大大減少，有時會減少到與喝水的頻率不相上下，這就是糖水偏好測試。

我們自然無法得知大鼠在這個過程中的真實想法，但牠們對糖水的偏好程度，能反映出牠們是否失去愉悅感。科學家也正是透過觀察大鼠喝糖水與水的行為，來判斷牠們是否存在憂鬱情緒。

除了以上核心臨床症狀，憂鬱症患者還存在明顯的認知偏差，他們看事情往往帶有悲情色彩，不能客觀的評價自身情況。

因此，**憂鬱症患者也常被稱為「三無」人群，三無是指無助感、無用感和無望感。**

所謂「無助感」，是指感覺自己被孤立，不認為他人會提供有效的幫助給自己，沒有求助的欲望。患者通常是在社會實踐中，藉由學習而形成這種無助感，因此也稱為「習得性無助」。

此概念是由美國心理學家馬汀・塞利格曼（Martin Seligman）提出，指人如果在最初的某個情境中形成無助感，那麼在以後類似的情境中仍不能擺脫，從而將這種無助感擴散到生活中的各個領域，這個擴散的過程也被叫做「泛化」。

塞利格曼曾用狗做過一項實驗，他將狗隨機分為三組，具體實驗過程分為以下兩個階段：

第一階段：

- A組：受到電擊，透過按壓開關可以停止電擊。
- B組：受到電擊，按壓開關不能停止電擊。
- C組：沒有受到電擊。

第二階段：在經歷過第一階段的實驗後，塞利格曼對這三組狗進行「穿梭箱逃生測試」：狗被放進一個用隔板隔開的箱子中，當狗受到電擊時，可以藉由跳過隔板來躲避電擊。結果顯示：

- A組：輕鬆學會躲避電擊。
- B組：多數狗沒有學會躲避電擊。
- C組：輕鬆學會躲避電擊。

實驗得出的結論是，B組狗在第一階段的實驗中，已經認識到停止電擊與自己的反應毫無關係，也正是這種想法，使牠們在第二階段的實驗中，沒有跳過隔板來躲避電擊，產生了習得性無助。透過塞利格曼的實驗，我們可更清楚的理解到習得性無助這種心理現象。我們一起回頭看文章開頭提到的小童，其實她還不算是習得性無助，因為她還知道去醫院尋求醫生的幫助，還有透過努力來擺脫困境的意願。但她將生活不如意的原因，完全歸結為自身問題是不合理的，因為不如意的產生可能與自己無關，有可能是老闆的苛刻壓榨、男朋友的喜新厭舊所造成。

「無用感」則是認為自己百無一用，是社會和家庭的負擔。有的患者形容自己「生則浪費空氣，死則浪費土地」。

另外，如果紅色代表熱烈、藍色代表深沉，那麼灰色一定代表憂鬱。在憂鬱症患者的視角中，前途永遠是灰濛濛的一片，沒有任何生機，也沒有任何希望。他們會堅定的認為，自己的家庭註定會離散，自己的事業也終將會失敗，這就是無望感。

有人會用微笑來偽裝

除了核心症狀和認知偏差，憂鬱症還有許多伴隨症狀。所謂伴隨症狀，並非不重要，而是指與某種疾病的主要症狀，同時存在的一些其他症狀。可以單獨出現，也可以多個同時出現。

根據憂鬱症患者合併伴隨症狀的不同，臨床上也區分了憂鬱症的類型，便於更明確的對患者進行個性化治療。

1. 非典型憂鬱：一般來說，習慣把小童這種以情緒低落、早醒和食慾下降等為主要臨床特點的憂鬱，叫做典型憂鬱。而臨床中有一部分患者並沒有上述表現，反而出現睡眠增多、食慾增強和體重增加，這種憂鬱就被稱為非典型憂鬱。非典型憂鬱並不少見，它與雙相障礙之間有著千絲萬縷的聯繫。

2.緊張型憂鬱：這是憂鬱症裡比較嚴重的一種類型。患者在發病時，會出現肌肉緊張和肢體僵硬，部分患者會保持某一特定姿勢靜止不動，專業術語叫木僵（stupor）或亞木僵。

3.焦慮型憂鬱：憂鬱與焦慮往往如影隨形，據科學統計，臨床中大約有四分之三的憂鬱症患者合併焦慮症狀。這類患者經常在憂鬱發作的同時存在過分的擔憂，因而導致注意力不集中和記憶力下降。與典型憂鬱症患者相比，焦慮型憂鬱症患者自殺的危險性更高，治療週期也更長。

4.季節性憂鬱：臨床中存在一部分對季節變化特別敏感的憂鬱症患者，他們的症狀大都在秋冬季出現，在春夏季緩解，呈現出明顯的季節相關性，這可能與秋冬季光照時間較短有關。與此同時，他們還多伴有食慾和體重增加、睡眠過多等非典型症狀。這類患者通常較少接受系統治療，因為他們的臨床症狀往往較輕。

5. 微笑型憂鬱：如同樂團五月天〈你不是真正的快樂〉中的歌詞：「你不是真正的快樂，你的笑只是你穿的保護色……把你的靈魂關在永遠鎖上的軀殼……於是你合群的一起笑了……不是你的選擇。」微笑型憂鬱症患者最大的特點就是，他們善於透過表面上的微笑，來掩蓋自己心裡的憂鬱，將自己的痛苦壓在心底，不顯露一分一毫。而當憂鬱情緒被披上一層微笑的外衣時，患者內心深處的孤寂就更加無處安放。

微笑的他們在白天人多時基本上表現正常，彬彬有禮，對家人也是報喜不報憂，做事也不會表現出異常。但到了晚上一個人的時候，他們就會失眠，感覺到莫名的悲傷和極度疲憊，甚至出現自殘或自殺的情況。他們的微笑是用來偽裝的，是掩飾自己情緒的工具、抵擋現實的一種防禦機制。當不愉快的情緒來臨時，他們一邊安慰著自己，以無所謂的樣子示人，一邊又陷入深深的自責和絕望。

至於患者為什麼要掩飾自己的情緒，也有各種原因，有人是為了維護自己在別人心中的良好形象、有人是為了避免被他人歧視或不理解，也有人透過強顏歡笑而自我麻痺，以躲避現實中的某些問題，還有人則是為了他人而假裝堅強。

藉由微笑型憂鬱，我們似乎可以悟出一個道理：憂鬱的反義詞並不是快樂，而是動力。我們不能簡單的把憂鬱和不快樂畫等號，**憂鬱更深層次的含義，或許是剝奪自身情感的表達能力**。

如何理解這句話？通俗點說，誰都不可能一直高高興興的，或多或少會經歷到喜怒哀樂這些情感。而憂鬱症這種疾病對個體的危害，就是剝奪患者體驗喜怒哀樂的能力，使他們喪失追求情感變化的動力。就像微笑型憂鬱症患者，明明內心極度痛苦，但表面上還擺出一副積極樂觀的樣子，說明他們已經喪失直面自己情感的勇氣。

填問卷就能診斷嗎？

憂鬱症患者通常在青壯年罹患，女性明顯多於男性（女性與男性的比例大約為二比一）。**有研究顯示，憂鬱症患者從發病到就醫治療，其平均時間大約為三年**。許多患有軀體疾病的人也會合併憂鬱症，這也是臨床科室比較容易忽視的問題。

例如，**惡性腫瘤患者群體易伴發憂鬱症**，腫瘤科的醫生如果將注意力僅放在腫瘤問題上，就很難識別出患者的憂鬱情緒，而如果患者的憂鬱情緒得不到較好的改善，也可能反過來影響腫瘤的治療效果。

一項全球不同地區合作中心做的調查結果顯示，**內科疾病患者的憂鬱症盛行率已達到一八%左右**。要解決這一問題，除了提高臨床醫生的心理疾病識別意識外，患者也要學會關注自己的情緒變化。

而病人健康問卷（Patient Health Questionnaire-9，簡稱 PHQ-9）的憂鬱症篩查量表，就是很好的自我評估工具。PHQ-9 是國際通用的憂鬱症篩查量表之一，是基於《精神疾病診斷與統計手冊》（*The Diagnostic and Statistical Manual of Mental Disorders*，簡稱 DSM）制定的憂鬱自評工具。

雖然它只有簡單的九個問題，但這九個問題是根據大量臨床研究資料總結出來，不僅有輔助診斷憂鬱症的作用，還可以評估憂鬱症患者的嚴重程度及社會功能情況，並且不受年齡和性別的限制，所以特別適合醫療衛生機構篩查憂鬱症，以及患者進行自我評估（按：可參考憂鬱症防治協會提供的病人健康問卷，連結請掃描下方 QR Code）。看到這裡，你會不會有這樣的疑問：診斷憂鬱症，難道就這麼簡單嗎？

實際上，就目前的心理疾病診斷技術而言，不光是憂鬱症，絕大部分的心理疾病都是靠量表來輔助診斷，這種形式本身確實存在一些弊端。

1.量表內容的封閉性：所有量表內容都是提前編輯好的問題，不可能概括所有的臨床問題，備選答案也是提前預設好的選項，患者不能開放作答，因此無法面面俱到。

2.習慣誤差：許多患者在答題時，如果發現備選答案中，沒有選項可以準確反映自身的真實情況，往往會根據習慣去選擇與自己情況比較接近的答案。一些患者平時就有自欺欺人的習慣，因此填寫問卷時，也會出現避重就輕式的回答。

但在實際臨床工作中，憂鬱症絕不是透過量表得出的一個數字，醫生對憂鬱症的診斷還是比較謹慎，一般會採取他評為主、自評為輔的策略。

他評是相對患者自評而言的一種評估方式，一般由經過培訓的精神科醫生使用專門的他評量表，並結合自己的臨床經驗，對患者進行病情評估。這種方式可以有效避免因患者的理解能力和答題習慣不同，所造成的自評誤差，在沒有客觀生物學指標的前提下，不失為一種合理的診斷手段。

所以，以上介紹的 PHQ-9 憂鬱自評量表只能作為篩查工具，目的是讓測評者及時發現自己的情緒問題，根據結果提示及時到身心科診治。

你認為的不一定是對的

對於憂鬱症，並非只用單一的辦法來治療。一般來說，輕度憂鬱症可以單獨使用心理治療，中度和重度憂鬱症就需要在心理治療的基礎上，增加藥物治療。

目前針對憂鬱症有許多心理治療方法，其中比較常用的是**認知行為治療**（Cognitive Behavioral Therapy，簡稱 CBT）。美國心理學家亞倫・貝克（Aaron Beck）在治療憂鬱症患者時發現，不良的情緒和行為是由歪曲的認知導致，由此他提出了情緒障礙的認知模型。該模型包括兩個層次，即深層的功能失調性假設、淺層的負面自動化思考（Automatic Thoughts）。

所謂「功能失調性假設」，就是個體歪曲的看待客觀世界的假設，它通常來自童年的生活經驗，是一種穩定的心理特徵，在後期的生活中能繼續修正和補充。

正是由於功能失調性假設的存在，才派生出負面自動化思考，使個體傾向於對自己做出消極負面的評價。這種消極負面評價的傾向就是痛苦的源泉，也是憂鬱症發生的關鍵。

小童患憂鬱症，也是這個原因。小童一直對自己要求比較嚴格，她認為一個人必須在生活和工作上取得成功，只有這樣的人生才有價值。當然，這種根深柢固的認知假設，會促使她形成許多優秀的品格，比如自律、自愛等。

可一旦遭遇工作或感情上的坎坷時，小童會很自然的產生這樣的想法：自己在很多方面都沒有取得成功。於是，巨大的失落感油然而生，許多負面自動化思考也接踵而至，比如，「我已經是一個一無是處的廢人了」、「我是一個失敗者」等。後來她開始變得憂鬱，並有了自殺的想法。

但真實的情況並非如此，儘管小童與主管爭吵、與男朋友意見分歧，但她依然是一位工作積極主動、對感情認真負責的優秀女孩。負面自動化思考使她陷入憂鬱情緒的漩渦，而憂鬱情緒又反過來加重了負面自動化思考，形成惡性循環。

患者在早期經驗中形成的功能失調性假設，存在於他們的潛意識中，雖不容易被識別，卻決定了他們對事物的評價，支配著他們的行為，使他們排斥與它不符的一切現實經驗。可用一句話來概括：當個體過去消極的假設與積極的現實產生碰撞時，現實往往不堪一擊。

負面自動化思考雖然是由功能失調性假設派生而來，但也具有一些獨特之處。首先是自動性，不須思考就可直接出現於個體的意識中；其次是強制性，不以個體的意志來轉移；最後是負面性，它的內容是對現實的曲解，個體卻信以為真。

我以下頁下方的流程圖，具體描述這個過程。

與佛洛伊德的精神分析療法不同，貝克不認為更關注童年經歷，會對治療憂鬱症患者提供有效的幫助。他主張，心理治療師應該**把重點放在糾正患者當下存在的、不合理的自我否定傾向上**。

因此，認知行為治療並非簡單的說教，心理治療師也不是只會告訴患者「凡事要往好處想」。認知行為治療的精髓用一句話總結，就是「行勝於言，質勝於華」。認知行為治療的治療師，其工作不同於傳統意義上的心理諮詢，他們更重視的是幫助患者建立一套自我認知體系，引導患者從另一個角度看問題，從而走出憂鬱症的困擾。

還是以本文主角小童為例，如果我是她的主治醫生，我首先會要求小童，隨時將自己遇到事情後的真實想法記錄下來，並總結其中經常出現的自動化思考。比如「我簡直一無是處」、「我就是行屍走肉」等。然後，我會引導她識別這些認知錯誤。當我知曉小童的自動化思考後，會要求她總結出其中的規律。

在這一過程中，小童會逐漸認識到有些自動化思考是錯誤的，並在我的引導下，嘗試用新的認知來代替既往的負面認知：每個人都有自己的長處和短處，不必事事苛求完美。

最後就是真實性檢驗，我和小童一起對以上認知和假設來驗證，看是否合乎邏輯。我會鼓勵她重新找一份工作，或開始一場新的戀愛，讓她在實踐中發現，自己以前的大部分認知是消極的、不符合實際的，從而改變其原先的認知

圖表 1　負面自動化思考的惡性循環

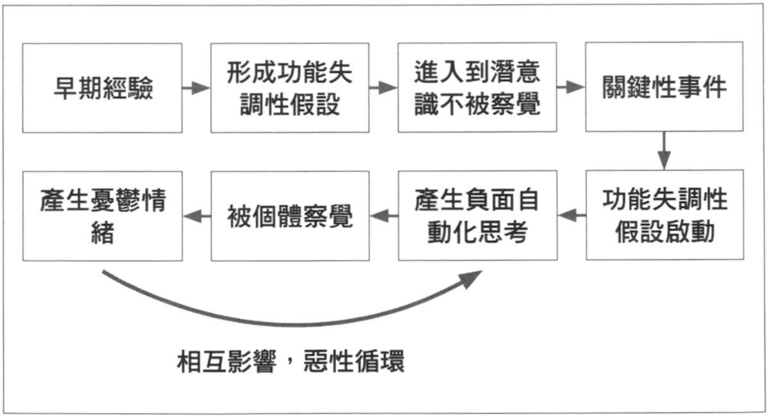

和假設。

目前臨床中最常用的抗憂鬱藥，是選擇性血清素回收抑制劑（Selective Serotonin Reuptake Inhibitors，簡稱 SSRIs）、血清素－正腎上腺素回收抑制劑（Serotonin and Norepinephrine Reuptake Inhibitors，簡稱 SNRIs）。

常用的 SSRIs 包括氟西汀、帕羅西汀、氟伏沙明、舍曲林、西酞普蘭和艾司西酞普蘭，它們的作用機制類似，但在具體應用上各有優勢。

SNRIs 裡的代表藥物是文拉法辛和度洛西汀。從名稱上就不難看出，此類藥物比 SSRIs 這類單通道藥物，多了一個作用通道，但我們不能簡單的理解為 SNRIs 比 SSRIs 高級。藥物和人體之間的相互作用是極其複雜的過程，藥物和藥物之間也沒有絕對的高低之分，根據自身的情況選擇能帶來最佳獲益的藥物，才是明智之舉。

除了醫生和藥物的幫助，像小童這樣的憂鬱症患者也需要自我調節，其中最簡單、有效的方法，就是轉變悲觀的生活態度，試著用一種平和的心態，無條件的接受每天發生在自己身上的一切。什麼叫做無條件接受？就是不管發生在自己身上的是好事還是壞事，通通都接受。

憂鬱症患者在自卑情節的影響下，容易對自我產生錯誤的認知，認為自己是世界上最不幸的那個人，不好的事情總是發生在自己身上。「為什麼失戀的那個人是我？」憂鬱症患者總是關注發生在自己身上的衰事，而忽略掉好的事情。其實，當他們在抱怨「為什麼是我」的時候，也應該多思考一下「為什麼不能是我？」——「為什麼失戀的那個人不能是我？為什麼得憂鬱症的那個人不能是我？」

憂鬱症與個人意志無關，是真的病了

從病程上來說，憂鬱症屬於自限性疾病，就算不經治療，一般幾個月後也會自行好轉。既然如此，為什麼還要積極的治療憂鬱症？耐心等待幾個月，讓症狀慢慢好轉豈不更好？醫生之所以不鼓勵這麼做，是因為憂鬱症雖有自行好轉的機率，但它屬於易復發的疾病，而規範化的治療可以減少復發。

另外，憂鬱症發病期間，患者極其痛苦，存在較高的自殺風險，及時的治療可以緩解患者的痛苦、有效防止患者自殺。遺憾的是，調查顯示**接受規範化治療的憂鬱症患者，其比例還不到十分之一**，其中最重要的原因，可能是人們對憂鬱症存在誤解：

誤解一：憂鬱症患者就是內心脆弱、太矯情。誠然，性格是導致憂鬱症的一個重要原因，容易鑽牛角尖、悲觀主義的人，患憂鬱症的機率確實比較大。但**憂鬱症與個體的意志一點關係也沒有**。憂鬱症患者大腦內，其神經結構或神經傳導物質確實產生了病理性變化，且個體無法控制。就像我們感冒後會出現鼻塞、頭痛等症狀一樣，這些症狀並非我們靠意志就能操控，憂鬱症也是如此。

歷史上，許多內心強大且意志堅定的名人也是憂鬱症患者，比如：諾貝爾文學獎得主、《老人與海》的作者海明威，以及提出演化論的達爾文等。

所以，憂鬱症患者的家人和朋友，你們真的要理解患者的感受，**他們不是要譁眾取寵，而是真的病了**。就像鳥兒被折斷翅膀而無法高飛，他們的情緒也像被套上鐐銬，失去了活力。哪怕你們始終無法理解患者的處境，也提供不了任何幫助，但盡可能少一些質疑和指責、多一些溫暖的陪伴，也是對患者的極大支持。

誤解二：憂鬱症如果嚴重的話，會變成思覺失調症。憂鬱症和思覺失調症都屬於比較嚴重的精神疾病，雖然伴有精神病性症狀的憂鬱症，和以陰性症狀為主的思覺失調症有許多相似之處，但**兩者始終是兩種不同的疾病，一般不會相互轉化**。

誤解三：抗憂鬱藥不能吃，吃了就會產生依賴。目前的主流觀點認為，抗憂鬱藥是治療中度和重度憂鬱症的有效手段，患者通常須服藥幾個月到幾年，才能維持病情穩定，貿然停藥可能會導致復發，多次復發的患者甚至須終生服藥。

根據神經傳導物質失衡假說，憂鬱症主要由大腦內神經傳導物質和相關受體的功能失衡引起，抗憂鬱藥的作用就是改善這種失衡狀態。抗憂鬱藥需要長期服用，並不是因為產生了藥物依賴，而是因為憂鬱症屬於慢性疾病，患者腦內的神經傳導物質及其受體長期處於功能紊亂狀態，藥物在短時間內無法糾正。

誤解四：抗憂鬱藥裡面含有激素，吃了會讓人發胖。我可以肯定的告訴大家，目前市面上所有的抗憂鬱藥都不含有激素。但為什麼部分患者覺得服藥後發胖了？這可能有兩方面的原因：一方面，患者服藥後憂鬱情緒改善，食慾增加，自然導致體重增加；另一方面，部分抗憂鬱藥確實存在增加體重的副作用，但這並非由激素所致，而是這些藥物作用於組織胺受體導致的。患者如果出現體重增加的情況也不必過分擔心，可藉由改善飲食習慣和運動等方式來對症處理，千萬不能輕易自行停藥。

有人說「成年人的世界，應該戒掉情緒」。此話過於極端，真正成熟的人，不是沒有情緒的提線木偶，而是不被情緒左右的人。就像法國作家羅曼・羅蘭（Romain Rolland）所說：「世界上只有一種真正的英雄主義，那就是在認清生活的真相後依然熱愛生活。」

憂鬱症不完全是一件壞事，它也有積極的一面。心理學研究發現，許多從憂鬱症中康復的患者，心胸變得更寬廣、變得更容易接納自己，思考問題時也變得更成熟、更容易感受到愉悅感，就像是人生系統升級，這就是心理學中的「憂鬱後心理繁榮」。

所以，憂鬱症患者千萬不要輕言放棄，要相信風雨後的彩虹更加美麗，壓不垮你的磨難，最終都會使你變得更加強大。

十個題目，測驗你的憂鬱傾向

大家可以藉由以下的十個問題，簡單評估一下自己是否有憂鬱傾向，回答「是」的問題越多，代表憂鬱傾向越嚴重。如果回答「是」的問題超過三個，建議及時到醫院就診。

在過去兩週的大部分時間裡，你是否存在以下情況：

1. 是否有生不如死的想法？
2. 是否覺得自己的腦子反應變慢了？
3. 是否覺得自己的未來沒有希望？
4. 是否覺得任何事情都無法引起自己的興趣？
5. 是否覺得自己睡眠不夠或睡眠過多？
6. 是否覺得自己的食慾或體重發生明顯改變？
7. 是否覺得精疲力竭？
8. 是否出現莫名其妙的緊張和擔心？
9. 是否盡可能的避免社交活動？
10. 是否覺得自卑？

第二章

不死的癌症……強迫症的痛

今天來到諮詢室的年輕人叫小盛，二十五歲，是一名業務員。小盛毫不掩飾的告訴我，他從幾年前開始，就得了一種與選擇困難症類似的怪病。具體來說，就是他在行走的過程中，一旦前方出現須繞過的障礙物，自己就不知道應該向左轉還是向右轉。

於是，為了避免這種痛苦，小盛平時會盡量待在家裡不出門。在萬不得已出門的情況下，他也會極其小心的觀察路況。為了避免尷尬，他通常會在距離前方障礙物很遠的地方，就開始提前思考「向左轉還是向右轉」的問題。但他的思考方式比較特別，就是每走一步都要在心裡默默的報一次數，每走五步就要閉一下眼。如果沒有這麼做，他就會感到身體被一股強大且神祕的力量撕扯，十分痛苦。

很多時候，小盛根本無法在左右之間做出選擇，最後還要感謝湧動的人流將他隨機的擠向一邊，代替他做出決定。但剛走幾步，小盛就又要開始面臨新一輪「左轉還是右轉」的糾結……如此循環往復。

小盛不知道這種怪病是從什麼時候開始，更不知道是什麼原因導致。他知道糾結於「左轉右轉」沒有意義，也試著讓自己不去想這個問題，換來的卻是更大的痛苦和恐懼。左轉還是右轉？這個問題成了懸在小盛頭上的劍，如影隨形，讓他日夜不得安寧。

重複無意義的動作，但無法控制

其實，小盛得的並不是怪病，也不是選擇困難症，而是一種叫做強迫症的常見精神疾病。那麼，強迫症到底是一種什麼樣的疾病？是什麼力量，驅使小盛出現這種奇怪的行為？

強迫症是一種精神疾病，以強迫觀念和強迫行為為主要臨床表現，通常於青壯年得病，終生盛行率（Lifetime Prevalence，一生中至少罹患過一次某種疾病的人數比率）為〇・八%至三%。患者體驗到來自於自我、毫無意義的衝動觀念，雖違背自身意願，但無法控制，十分痛苦。慢性強迫症患者在形成儀式化動作後，雖然精神痛苦可部分緩解，但社會功能和生活品質會受到嚴重的影響。

現實中，許多人喜歡以強迫症自居來開玩笑，但真正的強迫症一點也不好玩，**用「不死的癌症」來比喻強迫症患者的痛苦和治療難度**，倒是比較貼切。

強迫症多數是在無明顯誘因的情況下緩慢得病，臨床主要兩大症狀為強迫觀念和強迫行為，每一類症狀又包含多種不同表現，患者可表現出某種單一症狀，也可同時出現多種症狀。

1. 強迫性意向：患者體驗到強烈的內心衝動，讓自己做出違背自己意願的事。患者儘管知道這種衝動毫無必要，但無力掙脫，好在這些衝動絕大部分不會被轉化為行動。例如：一位剛生完孩子的母親，每次只要抱孩子，就蹦出想抱著孩子跳樓的想法。

2. 強迫性懷疑：患者反覆懷疑或檢查自己做過的事，例如，反覆檢查家裡的瓦斯開關等。其實，我們對類似的檢查行為並不陌生，許多做事謹慎的人都存在這種情況。那麼是不是做事謹慎，就等於強迫性懷疑？當然不是，謹慎和強迫還是有明顯的區別，我還是以檢查家中瓦斯開關為例，來說明這個問題。

做事謹慎的人看重行為帶來的效果，而強迫症患者在意行為的真實性。謹慎的人在反覆檢查後會心安，而強迫症患者檢查次數越多則越擔心，因為他關心的重點不是瓦斯開關本身，而是檢查行為的真實性和有效性。

此外，謹慎的人就算懷疑某件事，往往也有理由。例如，之所以檢查瓦斯開關，是因為自己離開家時比較匆忙，確實有可能忘記關。而強迫症患者的懷疑往往是荒謬、不合常理的，他們所擔心的是檢查方法是否正確。

3.強迫性窮思竭慮：患者對常見的事物或自然現象進行尋根究底式的思考，**明知毫無意義，卻無法控制**。例如，一位成績較好的學生在某次考試中寫作文時，腦子裡突然出現一個疑問：作文為什麼要寫題目？

於是該學生的思維，一直在這個沒有意義的問題上原地踏步。後來他把自己所有的精力，都放在研究這個問題上，明知沒有結果，但不能自控，最終成績一落千丈，被迫選擇了休學。

一直困擾小盛的「左轉右轉」問題，本質上也屬於強迫性窮思竭慮。

4.強迫性回憶：患者的腦海中，會不由自主的反覆出現經歷過的事，無法從中掙脫。讓我印象最深的是一位男性患者，他從被分手的那天起，腦子裡就全是過去半年裡，和女朋友談戀愛的情景。無論是吃飯還是工作，患者都會想到這些往事，沒有辦法控制自己的思緒，每次只要想起對方就感到難受。最後，他選擇用酒精麻痺自己，變成了酒精依賴患者。

5.強迫洗滌：患者多由於怕髒的觀念，而表現出反覆洗滌物品的行為，其中以反覆洗手最常見。此類患者往往被描述為「有潔癖」，但他人無法理解他們內心的痛苦。潔癖和強迫洗滌看似只是嚴重程度上的不同，其實兩者有本質的區別：

一方面，有潔癖並不影響自己和他人的正常生活，而強迫洗滌患者的日常生活，基本上無法像正常人一樣。患者隨時可能出現症狀，為了能馬上完成洗手這個動作，不惜放下手上任何重要的工作，且洗滌動作往往須耗費大量時間。

另一方面，有潔癖者不管洗手還是洗衣物，都以清潔為目的，被洗滌的物品在客觀上，確實存在髒了的情況。而對於強迫洗滌患者，哪怕雙手或衣物已經足夠乾淨，也無法阻止他們的洗滌行為。因為他們認為的「髒」，是自己主觀上的「髒」，只要這種想法持續存在，他們的洗滌行為就無法停止。因此，門診上經常會遇到強迫症患者，因反覆清洗而雙手皮膚破皮。

6.強迫性計數：患者表現為計算走過的臺階或經過自己的路人等，如有錯誤或遺漏，就會重新開始。就像小盛一樣，走路時會強制數自己行走的步數。對此，患者深感痛苦，卻又無可奈何。

7.強迫性儀式動作：患者為了對抗某種強迫觀念所引起的不適，會逐漸發展出一些動作。以本文的男主角小盛為例，他總是控制不住的思考「向左轉還是向右轉」，而這個問題毫無意義。一次偶然的機會，他發現只要記下行走的步數，這種討厭的想法就會減少。

從那以後，他腦子裡只要出現「向左轉還是向右轉」的問題，他便透過「在心裡默默的報數」這種方式來對抗，此法起初確實有效，但持續時間不長。當「報數」無法抵抗強迫觀念後，小盛就增加一項「閉眼睛」的新動作，而當「閉眼睛」也失效後，小盛就再增加「跺兩下腳」的新動作……長此以往，小盛就形成了一套特殊的儀式化動作：先在心裡默默報數，然後閉眼睛，再跺兩下腳。

大多數強迫症患者擔心別人看出自己的異常，所以他們選擇的儀式化動作，往往是一些常規動作，部分嚴重的患者由於擔心別人發現「祕密」，會選擇避免社交，社會功能受到嚴重影響。

白熊效應：越努力不在意，越忘不了

其實，強迫症有各式各樣的臨床症狀，真的無法一一列出。那麼，如何判斷日常生活中出現的觀念和行為，是否屬於強迫症的範疇？一般可以從以下三點來判斷：

1. 患者的強迫觀念和強迫行為通常會頻繁出現。強迫觀念具有反覆闖入性，而強迫行為多為應對與強迫觀念伴隨出現的痛苦，而被迫執行的重複性動作。

2. 患者認為強迫觀念和行為毫無意義，雖奮力抵抗但無能為力，即「強迫」和「反強迫」共存。患者腦子裡只要出現無法控制的想法，同時出現的必定還有壓抑下去的想法，這個壓抑的想法就是「反強迫」，也是患者痛苦的根本原因。所以，強迫症患者並不是控制不住，而是控制過頭、控制錯了。他們高估了自己對思維的控制能力，反而使強迫症狀更加嚴重。

按照佛洛伊德的觀點，強迫症的本質就是「**自己與自己的鬥爭**」。日本醫學家森田正馬將這種現象稱為「精神交互作用」，意思是當個體持續觀察某一現象時，個體對這種現象的感覺就會放大，注意力就會更加固著在這一現象上。

心理學上有一個著名的**白熊效應**，說的也是這個道理。現在我要告訴正在讀這段文字的你一件事：「請你盡量不要去想一隻白色的熊。」

怎麼樣？在接下來的時間裡，你腦海中是不是浮現出一隻白熊的形象？這就是白熊效應——你越努力不在意什麼，給你的印象就越深刻。你試圖把它忘記，反而加深了記憶。

當下熱議的「精神內耗」問題，其實也屬於「精神交互作用」的範疇。精神內耗的本質是在自我控制中，無效的消耗精神資源。這些精神資源包括穩定的情緒、堅定的意志和充分的自信等，當個體的這些精神資源，在「強迫」和「反強迫」之間的相互控制中被一點點消耗掉後，個體就會感到疲憊和痛苦，這些疲憊和痛苦並不是外界強加的，而是個體內心糾結的必然結果，是一種主觀上的不良體驗。

想避免精神內耗，就要拒絕完美主義，最簡單的做法就是當大腦裡出現不必要的想法時，及時提醒自己：「隨它去吧！」例如，當腦海中出現「太陽為什麼東升西落」這樣的問題時，不要試圖忘記這個想法，而是馬上告訴自己：「隨它去吧！不管太陽東升還是西落，太陽還是那個太陽，我還是我，還是一樣工作和生活。」再比如，當你在職場中與同事鬧矛盾，下班後腦海中不停的出現「同事對我有意見怎麼辦」的想法時，不要試著讓自己不想這個問題，而是馬上告訴自己：「隨它去吧！不管同事對我有沒有意見，我依然是我，不一樣的煙火。」

對於前面提到的小盛，我會告訴他，當你腦海中出現「左轉還是右轉」的想法時，不要試圖壓抑這個想法，而是馬上告訴自己：「隨它去吧！左轉怎樣，右轉又能怎樣，還不是一樣要走路。」

明白了這個道理、掌握了這個方法，有助於治癒你的精神內耗。

3.社會功能受損。患者對某些誘發強迫症狀的人、事件及地點出現迴避行為。以小盛為例，他經常為了避免「左轉還是右轉」這種痛苦出現，而選擇不外出。當這種迴避行為嚴重時，就會影響他的社會功能，甚至出現精神殘疾。

除此之外，常見的社會功能損害為「無法及時調整以應對環境的變化」。科學家曾使用小鼠的「反轉學習測試」來驗證這一現象。一開始，如果小鼠聞到丁香味後舔飲水管，就會得到一定量的糖水，但如果聞到的是檸檬味，去舔飲水管就不會得到糖水。一段時間後，小鼠「聞到丁香味後舔飲水管，會得到糖水獎勵」的行為就得到強化。後來規則反轉，小鼠聞到丁香味後舔飲水管，不會得到糖水作為獎勵，但在聞到檸檬味後舔飲水管，可以得到糖水獎勵。

小鼠一開始並不知道這個規則發生了變化，牠需要慢慢學習新規則、適應新環境，這個過程就是「反轉學習」，通常被用來評估小鼠的認知靈活性，以及對新環境的適應能力。

另外，科學家還發現，透過基因剔除技術，將小鼠腦中紋狀體內一種編號為Sapap3的蛋白定向刪除後，小鼠會表現出過度梳理毛髮的行為。與正常小鼠相比，這種被「改造」過的小鼠（也叫Sapap3-KO小鼠）梳理毛髮的行為顯著增多，這也導致牠們的頸面部經常出現不同程度的損傷。由於小鼠的這一行為像極了反覆洗手的強迫症患者，所以這種特殊的小鼠，也被作為強迫症的動物模型供研究者使用。

在反轉學習測試中，和正常小鼠相比，Sapap3-KO小鼠會花更多的時間來學習新規則。這也提示，與正常人相比，強迫症患者的認知靈活性、對新環境的適應能力更差。

診斷強迫症並不算困難，真正困難的是強迫症的病因分析和治療。前文之所以把強迫症比喻為「不死的癌症」，就是因為強迫症的病因分析及治療與癌症一樣複雜。

有患者說「寧願得十次癌症，也不想得一次強迫症」，這個說法雖然有些誇張，卻不無道理。雖然強迫症不像癌症一樣明顯影響患者的壽命，但它帶給患者的痛苦來自精神深處。很多時候，就算強迫症患者將自己的痛苦說出來，周圍的人也很難理解，而且目前尚無治療強迫症的特效藥物。患上強迫症，無疑是給患者一種「無期徒刑」般的絕望體驗。

從面具後面走出來

強迫症的發病機制尚無定論，目前專家認為，強迫症是以下多種因素綜合影響的結果。

1. 遺傳因素：研究發現，強迫症患者的一級親屬盛行率是一般人的四倍。所謂一級親屬，是指親緣係數為〇．五的親屬，指一個人的父母、子女，以及同父母所生的兄弟姊妹。

2. 神經生化因素：中樞神經傳導物質（如：血清素、正腎上腺素、多巴胺和谷氨酸等）的失衡，也是強迫症的重要病因。

3.人格特點因素：研究發現，強迫症患者大都具有強迫型人格障礙。具有這種人格特徵的人，最突出的表現就是追求完美，凡事要麼不做，要做就要做到極致，生怕出現絲毫差錯。與其說他們追求完美，倒不如說是強求完美。

這裡有一個非常實用的小方法，可用來檢測一個人是否具有強迫症傾向：觀察這個人做複雜事情時的順序，是提前把所有能想到的問題都解決後再開始，還是先開始，然後在進行的過程中再解決遇到的問題。如果這個人屬於前者，說明他具有強迫症傾向，因為在這類人的認知裡，存在一個不正確的觀點：完美比完成更重要。

追求完美的人還有一個特點，就是過分相信自己、不相信他人。他們做任何事總喜歡親力親為，不輕易假手他人。其實，這種做法非常不理智，因為一個人就算再才華橫溢，他的精力和體力也有限，不可能將所有的工作做好，一味的苛求自己，只會讓自己越來越累。

如同「三顧頻煩天下計，兩朝開濟老臣心」的諸葛亮，事無巨細，大小事務均親自過問，最終難逃「出師未捷身先死」的命運，留下「長使英雄淚滿襟」的遺憾。後人在推崇諸葛亮「鞠躬盡瘁」的工作態度的同時，也不禁為之感傷：人都累死了，復興漢室的大業豈不成了無稽之談？

具有強迫型人格的人想活得放鬆，就要學習劉邦。《史記》中有一段關於劉邦稱帝後的感言：「夫運籌策帷帳之中，決勝於千里之外，吾不如子房。鎮國家，撫百姓，給饋餉，不絕糧道，吾不如蕭何。連百萬之軍，戰必勝，攻必取，吾不如韓信。此三者，皆人傑也，吾能用之，此吾所以取天下也。」

劉邦的這段自述，充分說明了一個道理：一個人想成功，就要學會信任他人，並善於把工作分配給適合的人做，讓專業的人做專業的事，只有這樣，才能達到事半功倍的效果。張良善於謀略，所以讓他負責戰略問題；蕭何善於後勤補給，所以讓他負責內政之事；韓信善於帶兵，所以讓他負責指揮軍隊。而劉邦要做的，僅是團結他們即可。

4. 心理因素：自心理學建立以來，已經陸陸續續出現若干心理學派，其中以精神分析學派、行為主義學派和人本主義學派的發展最為迅猛，對人類認知產生的影響也最為深遠，因此它們被稱為心理學的三大流派。這三大流派對於強迫症的病因，分別有不同的見解。

精神分析學派的學者認為，強迫症狀的出現主要源於兒童肛門期（一至三歲）的固著。兒童在這一時期，主要透過肛門排便來獲得快感，但排便就意味著製造髒亂，如果父母過度嚴格的對兒童進行排便訓練，兒童就會過分的控制對快感的滿足，透過壓抑本我的快樂來避免被懲罰。與此同時，兒童也會出現不容易被察覺的焦慮，當他成年後勢必會無法忍受髒亂，並試圖保持絕對乾淨。強迫症狀就是這種內在衝突的外化表現，所以臨床中見到的大部分強迫症狀，都和「怕髒」、「怕亂」有關。

行為主義學派認為，強迫症發生的核心理論是條件反射，當中性刺激與原始刺激相結合，形成高一級的條件反射後，焦慮就開始泛化。具體來說，某種特殊情境先引起患者的焦慮，然後患者為了減輕焦慮，採取了逃避或迴避行為，最終形成強迫性儀式動作，並持續下去。

聽不懂沒關係，我用小盛的症狀來深入解釋一下：幾年前的某天，小盛很可能在某次躲避障礙物時，無意間踩到了地上的垃圾（中性刺激），他由於擔心沾染細菌（原始刺激）而產生焦慮，後來慢慢演變成只要轉彎（不管地上有沒有垃圾，也不管是左轉還是右轉），就會感到焦慮（高級條件反射，焦慮泛化）。然後小盛偶然發現，在轉彎前提前「報數」和「閉眼」（強迫性儀式動作）可以減輕焦慮，於是小盛將「報數」和

「閉眼」這些行為持續下去，形成強迫症。

人本主義學派認為，自我實現和自我完善的能力是每個人與生俱來的，只是外界環境的阻礙，使這些潛力得不到合理的發揮。當自我觀念和外界價值產生衝突時，個體就會感到焦慮。為了應對這種焦慮，個體會對應產生一系列防禦機制。強迫症的發生，正是患者缺乏安全感、不信任外界環境所導致，患者為了避免焦慮等衝動情緒的失控，而不得已使自己的行為規範化和儀式化。

按照人本主義學派的觀點，強迫症患者需要的，僅是一個安全的外界環境和無條件支持自己的對象。心理治療師要充分相信，患者可以在與客觀世界的相互作用中完成自我救贖，用重塑的真實自我來代替外界的評價，按照人本主義心理學代表人物卡爾·羅傑斯（Carl Rogers）的話來理解，就是**從面具後面走出來，變回自己**。

森田療法：鼓勵患者帶著症狀生活

強迫症的治療，一般遵循藥物治療加心理治療的原則。藥物治療一般以新型的抗憂鬱藥為首選，但用量普遍較大，療程較長。另有研究顯示，三環類抗憂鬱藥物氯米帕明（Clomipramine）對強迫症的治療效果，比新型抗憂鬱藥更有效，但引起的內分泌系統等的不良反應較大，故通常被作為「備胎」使用。

針對強迫症的心理治療，可以說是百花齊放，幾乎每一個流派都有獨到的方法，其中被奉為經典的，當屬日本醫學家森田正馬創立的森田療法，以及奧地利精神科醫生佛洛伊德創立的精神分析療法。這兩位傳奇人物雖生活在同一時代，但由於東西方文化的差異和成長經歷的不同，二人的理論大相逕庭。

森田正馬讀大學時曾飽受焦慮之苦，經常須向父母要錢治病，有一次遲遲拿不到治療費，森田正馬就錯誤的認為父母不關心自己，於是他開始了一種任性的做法：每天透過幾乎瘋狂的學習來折磨自己和報復父母。出人意料的是，這樣的做法不僅使學習成績突飛猛進，而且竟然治癒了他的焦慮。藉由研究自己的這段經歷，森田正馬試著創建自己的理論來幫助更多人。在他病逝後，他的學生將這一套理論命名為「森田療法」。

如果仔細的研究森田療法，我們就會發現森田療法不僅是一種心理治療方法，更是一門人生哲學。它不提倡像精神分析療法那樣，去挖掘患者過去的經歷，而是**重視患者當前的生活狀態**，**鼓勵患者帶著症狀生活**，在生活中獲得啟發。

森田療法的精髓，可以總結為十六個字：忍受痛苦、順其自然、不去關注、為所當為。

忍受痛苦是森田療法的基礎。這也是許多患者無法理解的事：痛苦是要消除的，為什麼要忍受？有這種疑問的患者，其實還沒有深刻理解森田療法中，忍受痛苦的內涵。忍受痛苦是改變患者不健全人格的一種方式，森田正馬認為，強迫症患者的人格特徵裡具有疑病性因素，它的本質是缺乏安全感和擔心生病的傾向。患者對外界環境要求過高，並追求完美，總是想把周圍打造成完美無缺的樣子。但，哪裡有完美的世界，**最完美的世界就是能包容各種不完美的世界**。所以患者想走出強迫症的怪圈，就要接受自己和外部世界的缺陷。

強迫症患者痛苦的根源，恰恰是他們時時刻刻在對抗無法改變的客觀規律。他們總是試圖按照自己的意願，來改變世界的格局和自己的情緒，最後適得其反，親手將自己送入強迫症的深淵。因此，忍受痛苦就是接受痛苦和承認不完美的過程，是促使人格健全的必經之路。

順其自然是森田療法的核心。順其自然不是破罐破摔，而是竭盡全力後的不強求。花有盛開凋謝，月有陰晴圓缺，既然這些是努力也改變不了的客觀規律，那麼就索性接受。如果我們一味的抱怨花謝和月缺，必然會徒增煩惱。與其這樣，倒不如轉換思路，學著順應自然規律，說不定就能體會到「花謝香猶在，月缺魂亦滿」的別樣風情。

之於情緒，亦是如此。比如，當我們面對困難時，總會感覺到焦慮，這其實是一種正常現象，只要坦然面對，隨著困難消失，情緒也會逐漸恢復平穩。但如果我們認為這些困難不應該出現，不能被接受，那麼我們勢必會變得更加焦慮。試著認可已經發生的一切，並準備認可即將發生的一切，只有這樣，緊繃的情緒才會變得鬆弛。

「不去關注」是森田療法的橋梁。森田正馬鼓勵患者不關注強迫症狀，**把強迫症狀當成自己身體的一部分**。你平時會在意自己的肝臟長在哪裡嗎？答案是否定的，因為你已經習慣了肝臟在體內默默工作的狀態。強迫症患者要學會對待強迫症狀，就像對待自己的身體器官一樣，無條件的接納它。患者只要學會這個辦法，就如同搭建了一座通往健康的橋梁。

正如前文所言，某個觀念或是行為會形成強迫症狀的關鍵因素，就是精神交互作用，我們可以通俗的理解為：你越是關注它，它對你的傷害就越大。森田療法要求患者不去關注，就是要打破這種精神交互作用。

為所當為是森田療法的目標。**森田療法最理想的結果，就是讓患者帶著強迫症狀去工作和生活，做自己當下應該做的事，徹底擺脫情緒對行為的控制**。為所當為不是讓患者等到症狀消失後再做事，而是要求患者先把注意力放到應該做的事情上，無形中就會使患者的關注點，從內在症狀轉移到外部世界，從而減輕患者的痛苦。

摘下眼前的布條

精神分析理論治療強迫症的重點，是透過挖掘患者的童年創傷和負面生活事件，來合理化的解釋症狀，讓患者逐漸領悟到症狀的真正意義，進而消除症狀。如果說森田療法關注的是如何處理強迫症狀，那麼精神分析理論更在乎症狀的起因和出現經過。

許多患者覺得精神分析理論對治療強迫症無益處，他們認為長時間的自由聯想，僅解釋了強迫症狀的起源，並沒有對治療提出任何有效的建議。其實這種觀點是膚淺的，因為哪怕僅能讓患者明白症狀因何而來，就足以減輕患者的焦慮情緒和痛苦程度。

這句話是不是不好理解？沒關係，我來設計一個場景解釋一下。

請你現在找一張椅子坐下，並找一塊布條將自己的眼睛完全遮住。請問你現在有什麼樣的感受？我想應該是比較平靜吧！因為儘管你被布條遮住了視線，但你知道自己現居何處、周圍有誰，所以周圍的環境對你來說是安全的，完全沒必要擔心和焦慮。

隨後，有人往你喝水的杯子裡放了一片安眠藥，因為你的眼睛被布條遮住，所以你根本不知道發生這一切。你喝完水後，就坐在椅子上不知不覺的睡著了，那麼等你再次醒來時，你有什麼樣的感受？我想應該是恐懼吧！雖然你坐的地方沒有變，但你並不知道周圍的環境變得怎麼樣，而你又看不到，也沒有人跟你說，所以感到恐懼和焦慮。

這個過程像極了強迫症患者的心路歷程。幾乎所有的強迫症患者，在一開始都認為自己得了怪病，縱使做了各種檢查也無法解釋症狀，如同服用安眠藥後剛醒來一樣，不知身處何方，更不知該往何處——不知道自己得了何種怪病，更不知道因何而得。

精神分析的重要作用就是摘下患者眼前的布條，讓患者知道自己周圍的環境是安全的——讓患者了解自己強迫症狀的由來，從而解除患者的痛苦。

其實，「左轉右轉」的問題，不只有強迫症患者須面對，我們每個人在這一生中，又何嘗不是面臨一次次的選擇？左轉是一條路，右轉又是一條路，不知道哪一條是康莊大道，也不知道哪一條是羊腸小徑。如果我們停下腳步，站在人生的交叉路口觀察，就會發現兩條路上的人都很多，好像怎麼選都沒有錯，又好像怎麼選都是錯。這時，彷徨的我們，就需要馬上給自己一個提醒：隨它去吧，向前直走！

第三章

我被黑影跟蹤，廣泛性焦慮症

三十歲的銷售經理阿紫，最近遇到了一個奇怪的情況：在近半年的時間裡，她幾乎每天晚上都被同樣的噩夢驚醒。

夢中的阿紫，在晚上下班回家經過某條巷子時，總是被身後的一個「黑影」跟蹤，每當她回頭試圖看清這個黑影時，黑影就瞬間消失。而當阿紫繼續趕路時，黑影又出現了，阿紫奮力奔跑，試圖擺脫黑影，黑影卻一直緊跟其後……那條巷子前面是黑漆漆的一片，看不到盡頭。

阿紫對此感到十分困擾，擺脫不掉的黑影不僅使她睡眠品質下降，也嚴重影響了她白天的工作效率。她感覺壓力很大，總是有種大禍臨頭的感覺，不是擔心忘記鎖門，就是擔心瓦斯沒關，整日魂不守舍，還經常無緣無故的出現心慌、出冷汗等症狀。

這段奇怪的經歷著實讓阿紫有些害怕，幸運的是，她選擇來看精神科醫生，而不是相信關於解夢的記載。在與阿紫的交談中，我得知她最近情緒一直不好，不僅工作壓力大，與男朋友的感情也出現了問題。綜合這些情況，我推斷阿紫應該是得了廣泛性焦慮症。

廣泛性焦慮症患者有一種持續且缺乏明確目標的焦慮感，通常伴有顯著的自主神經功能紊亂症狀，持續數月，且伴有明顯的社會功能受損。具體表現在這幾個方面：

1. 精神性焦慮：患者主要表現為在沒有相應客觀刺激的情況下，**出現持久過分的擔心**。部分患者的擔心往往缺乏明確原因，僅有一種惶惶不可終日的感受，這種擔心被稱為自由浮動性焦慮。有的患者總是擔心未來可能發生一些不好的事，但擔心的嚴重程度與客觀現實極不相稱，被稱為預期性焦慮。

幾乎所有人都有緊張、恐懼的時候，但不是每個人都有焦慮症。其實，焦慮本身是常見的情緒，它分為正常性焦慮和病理性焦慮。只有病理性的焦慮，才把它叫做「焦慮症」，須使用一些醫學手段來干預。舉一個簡單的例子，就可以輕鬆區分兩者：

設想你正在森林裡散步，這時一隻老虎突然出現，向你飛奔而來，此刻你出現的恐懼，就是正常的焦慮反應；換一個場景，你在動物園裡，看到關在籠子裡的老虎向你跑來，如果你擔心老虎咬斷護欄、跳過圍牆來傷害自己而恐慌，那就是病理性焦慮。

由此不難看出，正常性焦慮有一定的客觀原因，容易被理解，反應是適度的，且當客觀刺激消失後，焦慮也會消失；病理性焦慮無明確原因，客觀刺激與情感反應在程度上不相稱，焦慮反應是持續的、嚴重的，且不能隨著客觀刺激的消失而消失，會影響患者的社會功能。所以在工作或學業中，焦慮症的患者通常很難取得優異成績。

2.軀體性焦慮：患者主要表現為運動性不安和肌肉緊張。運動性不安也稱為精神運動性不安，表現為小動作增多、坐立不安等。而肌肉緊張，多為一組或多組主觀上的肌肉緊張感。比如，我們在一項重要考試前夕，因為緊張而來回踱步、緊張性頭痛等情況，就屬於軀體性焦慮。

3.自主神經功能紊亂：患者主要表現為心跳過速、皮膚潮紅、出汗、腹痛、便祕或腹瀉、頻尿、月經紊亂等。

按照佛洛伊德在《夢的解析》一書中的觀點，夢把被壓抑到無意識中的欲望，透過包裝、扭曲和重新拼接等方式組成新的內容，以逃避超我的審查機制，來滿足本我的欲望。其中，審查機制就是指道德和法律的約束。這段話看起來晦澀難懂，我用一個生動的例子來解釋。

比如，一個男孩在白天遇到一個非常喜歡的女孩，可惜女孩已婚，男孩倍感遺憾。當天晚上男孩就做了個夢，夢中的自己穿越到封建社會，變身權貴，擁有三妻四妾，並且他的妻妾都長得很像白天遇到的那個女孩。可見，夢有一定的象徵意義。

阿紫在夢中總是被追趕，說明阿紫一直處在焦慮的情緒中，夢中的黑影象徵著導致她焦慮的事件，源頭可能是巨大的工作壓力，也可能是失敗的感情經歷，還有可能是其他隱形的壓力。

這種焦慮具有不明確的特點，所以阿紫總是看不清黑影的真面目，而那條一眼望去一片漆黑的巷子，則代表這種焦慮指向未來，是不可預知的。

你是依賴型人格嗎？

廣泛性焦慮障礙是焦慮症中最常見的一種類型。如果把恐慌症（詳見第五章）比喻為暴風驟雨，來也匆匆、去也匆匆，那麼廣泛性焦慮症就是三月裡的小雨，淅淅瀝瀝的下個不停。儘管發病原因尚不十分明確，但可以肯定的是，廣泛性焦慮症與依賴型人格障礙（Dependent Personality Disorder）密切相關。

在心理學中，依賴型人格障礙是一種過度需要他人照顧，以至於產生順從或依附行為，並害怕分離的心理行為模式，主要與童年的不良經歷有關。如果個體在童年時被父母過分溺愛，就容易形成父母可以滿足自己一切欲望的錯誤認知，那麼在成年後就容易缺乏自信，不敢獨立做出決定，最終形成依賴型人格障礙。

依賴型人格障礙患者最主要的特點，就是過於屈從於別人的意志，習慣將自己的事情交給別人決定，哪怕這些事是涉及自己人生規畫的重大選擇。

依賴型人格障礙測試

如果你符合以下六項情況中的三項以上，那麼你極有可能是一位依賴型人格障礙患者。

1. 害怕被別人拋棄。
2. 過分順從別人的意願。
3. 希望並鼓勵別人替自己（患者）的事情做決定。

4.不願意、甚至不敢對別人提出合理的要求。
5.由於質疑自我照顧的能力而避免獨處。
6.在沒有他人提建議的情況下，自己很難做出決定。

關注如何建造大船，而不是擔心巨浪

當前，治療廣泛性焦慮症的方式主要是藥物治療和心理治療，治療藥物以抗憂鬱藥和抗焦慮藥為主。但單純的藥物治療，存在不良反應較多、療效不甚理想等缺點，所以近年來，心理治療逐漸受到關注。而認知行為治療，被認為是目前對廣泛性焦慮症有效的心理治療方法。該理論認為，認知可以透過影響個體的情緒來改變其行為，而情緒和行為也可以反過來影響認知。關於認知行為治療的具體實施方案，會因治療師的不同而有所差異，但一般都分為三個部分：

1.建立信任關係，幫助患者認識到自己的錯誤認知。心理治療師一般會透過分析焦慮產生的原因，讓患者認識到產生焦慮，其實是由自己對一些現象的非必要擔心，以及過分解讀潛在威脅而引起。

2. 教會患者放鬆，使其在焦慮感來襲時能及時應對。放鬆技術既包括腹式呼吸和靜默療法等傳統方法，又包括生物回饋儀等現代科學儀器。

腹式呼吸主要是相對於胸式呼吸而言。做腹式呼吸時要用鼻子深深吸氣，直到不能再吸入空氣為止，屏住呼吸幾秒後再緩緩呼出氣體。它的優點在於，這種規律的深度呼吸可增加氧氣攝入量和二氧化碳排出量，加快血液循環，放鬆肌肉，緩解焦慮情緒。

靜默療法並不是一個新方法，許多古老的宗教活動，都把靜默作為改變參與者思想的重要環節。而現代靜默技術作為一種應對焦慮的臨床手段，已不再具有宗教色彩，流程也被簡化。現代靜默法要求練習者獨自待在一間清淨的房間，穿著舒適的衣服，以最舒適的姿勢靜坐，盡量減少外部環境干擾，同時將注意力集中在某種意念或體驗上，藉以使情緒平穩。

生物回饋療法是以條件反射為理論基礎，發展而來的新型心理治療方法，主要過程是利用儀器，處理患者平時意識不到的生理資訊（比如：體溫、心率、肌電活動等），以視覺和聽覺的方式回饋給患者，透過訓練患者識別這些資訊，以及有意識的控制生理及心理活動，最終達到調整機能、恢復健康的目的。

3.透過蘇格拉底式提問的方式，改變患者的錯誤認知，達到減少焦慮發作的目的。

古希臘哲學家蘇格拉底從不以智者自居，敢承認自己的無知，對於學生的提問，他也從來不給予正面的回答，而是在談話中讓學生自己思索，從中獲得啟發。蘇格拉底認為知識不是別人教會的，而是個體原本就擁有的，只是沒有被啟動，而他自己也不生產知識，只是知識的「助產婆」而已。蘇格拉底給自己的任務，是幫助和引導他人把本來懷在肚子裡的「知識胎兒」生產出來。

因此，蘇格拉底式提問更傾向於連續不斷的提問，藉由問答的方式，讓患者逐漸認識到自己的無知，從而引導患者改變自己的錯誤認知。

以下便是我使用蘇格拉底式提問，對阿紫進行心理治療的重點談話內容：

我：「妳覺得妳有什麼不舒服？」

阿紫：「我經常會擔心，不知道為什麼，白天擔心一些雞毛蒜皮的小事，晚上就是做噩夢，總是夢見一些奇怪的事情。」

我：「妳覺得，白天的擔心和晚上的噩夢有關聯嗎？」

阿紫：「我覺得應該有關聯，白天和晚上都擔心害怕，這種不舒服的感覺不管是白天還是晚上都會出現，而且幾乎沒什麼差別。」

我：「妳覺得，妳為什麼會出現這種擔心和害怕？」

阿紫：「不知道，就是感覺壓力很大，我也不知道為什麼害怕，好像什麼都害怕，但又不知道具體害怕什麼，這種感覺讓我很難受，每天都不踏實，感覺天要塌下來了。」

我：「那妳覺得妳這種擔心有必要嗎？」

阿紫：「嗯，有必要。」

我：「妳覺得有必要的理由是什麼？」

阿紫：「因為萬一這些我擔心的事情真的發生了，會給我和我的家庭造成巨大的損失，比如出門忘記關瓦斯這件事，如果真的忘記關瓦斯，可能就會引起爆炸，所以我覺得擔心這件事還是十分有必要的。」

我：「那妳覺得妳擔心的事情發生的機率大嗎？」

阿紫：「還是比較大吧！隨時都有可能發生，電視臺和報紙上，不是經常會出現瓦斯爆炸的報導嗎？會發生在別人身上的事，也有可能發生在我身上吧！」

我：「嗯，那這種擔心持續多久了？」

阿紫：「半年吧！」

我：「那這半年來，妳擔心的事情有多少件？」

阿紫：「沒細想過，感覺好多，每天都會出現新的事使我擔心，而且都是小事，但仔細想想也不能算小事，幾乎每件小事都能惹出大禍，這種感覺真的很折磨人。」

我：「妳再仔細想一下，妳擔心的這些事，有幾件在現實中真正發生過？」

阿紫：「好像沒有，但我控制不住去想啊！而且我擔心的這些事情中，如果有一件真正發生就麻煩了，哪天真的忘了關瓦斯，就有可能發生火災啊！」

我：「嗯，妳說的有道理，那在妳擔心的時候，妳是否有證據來證明妳沒關瓦斯？」

阿紫：「好像沒有，只是感覺。」

我：「那妳試過換一個角度想這件事情嗎？」

阿紫：「什麼意思？怎麼換一個角度？」

我：「比如，就算真的忘關瓦斯，是否一定會引發火災？」

阿紫：「這個還真沒這麼想過。」

我：「那妳現在試著想一想呢？」

阿紫：「好的，就算真的沒關瓦斯，我還開著窗戶，瓦斯會飄到窗外，而且也沒有火源，不會爆炸和發生火災。」

我：「那有什麼證據能驗證這個想法？」

阿紫：「這個好像也沒辦法驗證，因為我從來沒有出現忘記關瓦斯的情況，我只是從書上看到過，瓦斯只有在一定密閉空間內達到一定濃度，才可能引起爆炸。」

我：「現在想一想，如果妳擔心的事情真的發生了，妳會怎麼做？」

阿紫：「好像也無能為力，我每次擔心的時候，也僅是想想而已，從來沒有真的回家檢查瓦斯。如此看來，不管是擔心還是不擔心，都無法阻止要發生的事情，該發生的還是會發生，而且這種事情發生的機率非常小，可以忽略不計。」

我：「那妳再想一想，如果妳擔心的事情不發生，妳又會怎麼做？」

阿紫：「那我會很開心啊！我每天回家後看到瓦斯處於關閉狀態，看到一切都正常，我就會很放鬆。」

我：「如果現在妳的朋友出現和妳一樣的情況，妳會怎麼幫助他？」

阿紫：「告訴他擔心是多餘的，我們要做的是盡力把眼前的事情做好，壞事情發生的機率小，而且與擔不擔心沒有直接關聯，現在有更重要的事情要做。大夫，我好像明白了，我應該轉換一下思路了。」

針對像阿紫這種有廣泛性焦慮症的患者，在進行蘇格拉底式提問時要摒棄主觀因素，追問客觀原因，透過一系列的提問，來引導患者自己找到答案。

一般來說，廣泛性焦慮症病程較長，有慢性化趨勢，而且容易復發。患者的預後（Prognosis，根據病人當前狀況，推估未來經過治療後可能的結果）存在很大的個體差異，根據統計，病前性格沒有明顯缺陷、較早干預、症狀較輕、病前社會功能較好的患者，能獲得較好的預後。

其實，在很多時候，**患者需要關注的是如何建造一艘更大的船，而不是擔心驚濤駭浪**。因此，培養健全的人格、學習正確應對壓力的方式，才是預防和治療廣泛性焦慮症的關鍵措施。

第四章

恐怖片裡的心理學，恐懼症

你喜歡看恐怖片嗎？有的恐怖片主要是營造一種恐怖氣氛，看到最後才發現，其實就是自己嚇唬自己；而有的恐怖片則是透過塑造驚悚的生物形象來製造恐怖。你覺得這兩種恐怖片，哪一種更讓人覺得恐怖？

如果選擇前者，說明你認為恐懼來源於未知，就像有的人害怕黑暗，就是因為黑暗往往讓人感到陌生，充滿未知；如果你選擇後者，說明你認為恐懼來源於已知，因為人在剛來到這世上的時候是沒有恐懼的，恐懼其實是成長過程中經驗增加的產物。就像嬰兒會因為好奇去觸摸電門，但成人就不會這麼做，就是因為成人知道電門的危險，對它心生恐懼而選擇遠離，「初生牛犢不怕虎」的故事，說的也是這個道理。

「嚇呆了」是人類的本能反應

恐懼到底是來自於什麼？要回答這個問題，首先來看恐懼是如何產生的。科學家經過研究發現，恐懼感的產生涉及大腦中的低級和高級神經通路，這兩種通路在接收到恐懼刺激後同時啟動，相互協作，且彼此影響，共同指導個體採取相應的行為。

低級通路的特點是快速但粗略，恐懼刺激透過視丘直接到達杏仁核，啟動個體防禦反應。而高級通路的特點是緩慢但精確，當視丘接收到恐懼刺激後，先把刺激傳遞到大腦皮質來分析，之後大腦皮質再將分析結果投射到杏仁核，啟動個體防禦反應。

可以看出，不管是高級神經通路還是低級神經通路，它們都以視丘作為恐懼刺激的接收器、以杏仁核作為恐懼中樞，來啟動防禦反應。但高級通路比低級通路複雜，多了大腦皮質分析這個環節，所以高級通路需要花費更多的時間。那麼，多出來的這個環節具體發揮了什麼作用？為什麼不能略過？我舉一個身邊常見的例子來說明。

當你一個人在夜間行走時，突然從路邊衝出來一個黑影，把你嚇了一跳，這個「嚇了一跳」的過程，就是透過低級通路完成。低級通路遵循「寧可錯殺一千，不可錯過一個」的原則對待刺激。所以，無論黑影是什麼，低級通路都會把它當作危險刺激，視丘接收到刺激後，直接傳遞到杏仁核，第一時間啟動防禦反應。

而高級通路就比較「聰明」，因為它具有一定的辨別能力。當視丘接收到黑影的刺激後，先將信號傳到大腦皮質。大腦皮質除了產生相應情緒外，也會分析黑影的其他特徵，比如黑影的形態和聲音等，然後得出結論：黑影原來是自己養的小狗。這時杏仁核就會被告知環境安全，不啟動防禦反應，所以就有了我們平時先是被「嚇了一跳」，隨之感到恐懼，最後在搞清楚整個事件後，又恢復平靜的過程。

反之，如果黑影被大腦皮質評估為一名持刀歹徒，那麼杏仁核就會發出環境危險的預警信號，並啟動防禦反應。主要參與防禦反應的是交感－腎上腺髓質系統。這個系統興奮時會引起個體血壓升高、心跳呼吸加快、瞳孔放大和胃腸蠕動減慢等症狀，這種生理變化刻在人類基因中，基本上無法改變。

在漫長的進化過程中，人類經常要面對猛獸或自然災害的威脅，交感－腎上腺髓質系統存在的目的，就是讓人快速進入「過度覺醒」狀態，以應對危險。血壓升高和心跳加快是為了增加血液輸出量，加速新陳代謝，並重新分配全身血液，因為在面對危險時要思考和運動，所以大腦和肌肉需要更多的血量來補充營養。而皮膚和胃腸道這種暫時用不上的器官，就會得到較少的血液，這就是為什麼人在遇到危險時，容易臉色煞白和忘記飢餓。

回憶一下電影裡兩個人打架的場景，就可以清楚理解以上的生理變化。打鬥開始前，雙方肯定都大口喘粗氣、心跳加速、雙眼圓睜、肌肉緊繃、反應敏捷，這時他們肯定不會在意胃內是否還有沒消化的食物，因為他們須調動自身的潛能來判斷局勢：當一方相對較弱時，另一方會選擇戰鬥（fight）；而當一方相對較強時，另一方就會選擇逃跑（flight）；如果一方過於強大，另一方會下意識的僵住不動（freeze）。

戰鬥反應和逃跑反應很容易理解，就是人趨利避害的本能在作祟，而是什麼原因導致僵住反應出現？是就地等待危險來傷害自己嗎？當然不是，「僵住」其實也是人類進化而來的動物本能，它原本的意義在於透過「裝死」，讓敵人對自己失去興趣，或降低被敵人發現的可能性。這一現象在人類身上就演變為常見的「嚇呆了」。

「To be, or not to be.」（生存還是毀滅。）這句話，把哈姆雷特面對選擇時，其無奈展現得淋漓盡致；而「fight, flight, or freeze」（戰鬥、逃跑或僵住反應），則更明確的展現出人類為了生存所做的努力。把恐懼定義為人類最重要的情感反應，一點也不為過，因為人類只有進化出了恐懼，才會主動躲避危險，可以說，沒有恐懼就沒有人類。

恐懼，是個體對某種客觀事物或環境，產生極度緊張、害怕的狀態，它是一種有明確目標，並伴有迴避行為的嚴重焦慮。恐懼反應要求個體在最短時間內，對周圍環境做出最準確的評估，並做出對自己最有利的決定和動作，這種「過度警覺」狀態雖然具有很高的效率，但消耗的能量也很巨大，會對人體產生危害。研究已證實，**許多慢性疾病，如高血壓和胃潰瘍等，都與個體長期處於恐懼情緒中有關。**

恐懼症（Phobia）是一種以恐懼情緒為主要表現的精神疾病。與正常恐懼不同，恐懼症患者評估危險時會將危險放大，明知沒有必要但難以自制，並對即將可能要遭遇的危險存在預期性焦慮，從而嚴重影響正常的社會功能。

看到血就暈倒

小程是在貧困家庭中長大的孩子，從小品學兼優，被老師和家長寄予厚望。因父母長期患病，小程暗下決心，長大後一定要成為一名優秀的醫生，為父母和其他患者治病。後來，小程以優異的成績被一所頂尖醫學院校錄取，朝著自己的夢想又前進了一步。

小程的大學生活多采多姿，她每天沉浸在知識的海洋中，像海綿一樣吸收各種知識。然而，從某一次實驗課開始，小程的求學之路就開始變得異常坎坷。

那節實驗課上，老師讓大家解剖實驗兔子，這是小程第一次接觸手術刀。當她小心翼翼的切開兔子的皮膚，看到鮮血一點點滲出時，她突然感到一陣頭暈，繼而面色蒼白、四肢發抖，最後眼前一黑，暈倒在地，過了大約十分鐘才蘇醒過來。小程覺得這次暈倒來得莫名其妙，於是到醫院做了詳細的檢查，結果顯示一切正常，小程也就逐漸把此事淡忘了。

但在後來的幾次實驗課上，小程每次在見到血後還是緊張害怕，嚴重時還是會暈倒，這種情況導致她不敢再去上實驗課。於是，校醫建議小程到身心科就診，這才搞清楚問題的來龍去脈。

原來小程不是身體虛，而是得了「暈血症」。得知這個結果後，小程的心情跌落到了谷底，要知道她可是一位醫學生，以後不管是在內科還是外科工作，都不可能不見血。自己辛辛苦苦考上醫學院校，可能要因暈血症而終止。是放棄學醫另擇他路，還是努力克服繼續堅持，小程一時也陷入了迷茫。

「暈血症」也就是恐血症，屬於特殊恐懼症的一種。如同許多女孩對蟑螂和老鼠的恐懼一樣，血液恐懼症患者表現為對血液的極度恐懼。幾乎每個人都有害怕的事物或場景，如怕黑、怕高、怕打針、怕狗等。但只要不像小程這樣，因恐懼而影響正常的學習和生活，就不算是異常。

讓特殊恐懼症患者感到恐懼的，並不是特定的事物和場景，而是事物帶來不好的後果。比如，一位女孩害怕老鼠，其實讓她感到恐懼的不是老鼠本身，而是老鼠帶來的病毒和細菌。如果所有的老鼠都乾乾淨淨、性格溫順，像動畫片中的老鼠一樣可愛，相信許多女孩會喜歡上這種毛茸茸的小動物。

再比如前面提到的小程，她之所以會對血液產生恐懼，與其性格膽小無關，很有可能與她之前受過相關的心理創傷有關。由於父母長期身體不好，小程經常須陪父母到醫院就診，那麼就不可避免的見到流血場景，幾乎每一個流血場景都伴隨著患者的疼痛和呻吟。尤其是當小程看到自己父母流血的時候，那種酸楚和心疼的體驗更是難以言喻。她埋怨自己無能，無法消除父母的病痛，而這也成了她報考醫學院的主要動力。

久而久之，這些關於血的記憶就在她的潛意識中，與父母的痛苦和自己的內疚產生了關聯，從而導致小程對血液產生了不自覺的恐懼。

明白了特殊恐懼症的心理學機制後，就可以用它來解釋許多當下流行的社會心理現象，其中具代表性的就是「恐婚」。

門診上經常有人問我：「不結婚是不是病？」其實，不結婚和結婚一樣，只是一種生活方式，當然不是病。但如果不結婚的原因是對婚姻的恐懼，那麼就另當別論了。

恐婚者其實跟其他特殊恐懼症患者一樣，讓他們感到恐懼的並不是婚姻本身，而是擔心婚後自己的生活品質會降低。如果結婚對象是完美的夢中情人，各方面條件都完全符合自己的要求，相信沒有人會拒絕步入婚姻的殿堂。

現實中存在這樣的適婚男女，他們一邊恐懼婚姻帶來的束縛，一邊又積極的在相親市場上權衡利弊，尋找與自己匹配度最高的結婚對象，這種「單身不單心」的情況，從嚴格意義上說就不算婚姻恐懼症。如果適婚男女因恐懼婚後的生活狀態變差，而放棄結婚的念頭，甚至拒絕接觸異性，那麼就可被診斷為婚姻恐懼症。由此我們不難看出，恐懼的事物或場景是否促使個體迴避，才是恐懼症的核心。

系統減敏感法是治療特殊恐懼症最常用的方法之一，原理是先讓患者暴露於造成他心理恐懼的事物或場景中，然後使用放鬆技巧，逐步使患者擺脫焦慮和恐懼。

系統減敏感法的過程和「曝光效應」有異曲同工之妙。曝光效應指人們對某個事物的喜愛程度，會隨著這個事物的出現次數增加而增加。這一心理學現象經常在日常生活中被驗證：我們總是傾向於和我們經常見面的人成為戀人或朋友。所以，如果我們想讓別人喜歡自己，就要多參加集體活動，多找機會展示自己。

對恐懼的事物也是如此。如果我們發現自己開始對某種事物產生恐懼，可以試著慢慢接近它、了解它。當我們在這個過程中，發現原本預期的壞事並沒有發生時，我們就會接受它，說不定還會喜歡上它。

除了系統減敏感法這種較緩和的治療方法，還有一種比較快速的治療方法，就是暴露療法（也叫滿灌療法、衝擊療法或洪水療法）。暴露療法是直接讓患者面對他最害怕的事物，或進入使他最恐懼的情景當中，迅速矯正患者的錯誤認知，達到消除恐懼的目的。

還是以小程為例，暴露療法是直接省掉前面幾個恐懼級別，直接讓小程面對最高的恐懼等級，即不戴手套觸碰血液。可以想像，小程會因極度恐懼而出現心跳加速、呼吸困難等各種不適，但當她強迫自己堅持一段時間後，會發現自己預想的災難性事件並沒有發生，自己依然好好的活著，那麼她對血液的恐懼感也會隨之減退。

暴露療法的優點是時間短，不須提前對患者進行放鬆訓練；缺點是對患者的身心衝擊較大。所以，哪怕是在搶救設備齊全的診室，對於身體素質較差的患者，心理治療師也應慎用此法，避免發生意外。

一到空曠地便呼吸困難

我在週日的心理諮詢門診認識到小丹。她雖然大學畢業才兩年，但已經換了五份工作。小丹說，她不能接受有出差任務的工作，哪怕錢賺得再多也接受不了，所以一旦主管要派她出差，她就會想辦法逃避，如果實在逃避不了就辭職。

許多人不能理解小丹，包括她的父母和朋友，他們認為小丹太任性——不就是出個差，有什麼大不了的，至於辭職嗎？但我相信小丹肯定有她的難言之隱。

原來，小丹是一位在父母的寵愛中長大的乖乖女，父母出於對她人身安全的考慮，連大學都要求小丹在本市就讀，導致小丹從小到大都沒有機會離開家鄉，甚至沒有坐過長途巴士。小丹大學畢業後的第一份工作是售後服務，每天基本上就是坐在電腦前接電話、打電話。她原本以為自己的生活，會一直這樣風平浪靜下去。直到有一天，主管通知小丹要坐高鐵去外地參加會議，這種安逸的生活狀態被徹底打破了。

據小丹回憶，當她站在高鐵站空曠的廣場上準備購票出發時，突然感到自己心跳加速、頭暈目眩、呼吸困難、渾身發抖，還有一種不能控制的感覺，這種感覺很奇怪，就像是坐雲霄飛車時突然被甩出去。身邊的同事緊急撥打急救電話，但當救護車到來時，小丹神奇的恢復正常了，醫生幫小丹做了心電圖檢查，也未發現異常。

在隨後的日子裡，小丹接二連三的出現過好幾次類似情況，每次都是在空曠處突然發作，持續二十分鐘左右就自動好轉。時間一長，小丹就開始刻意迴避機場、商場和火車站這類有空曠區域的場所，也開始拒絕有出差要求的工作。按照小丹的說法，她之所以害怕那些場所，是害怕自己發作後不能被及時有效的救治，為此小丹也很苦惱，儘管她自知這些擔心其實完全沒有必要，但就是無法控制。

小丹的這種表現，是臨床上典型的廣場恐懼症的症狀。患者通常表現出對特定場所的恐懼，比如：廣場、商場、山谷、劇院等。關於廣場恐懼症患者的心理特徵，通常是擔心不能及時逃離所處場所，或發病後無法被及時有效的救助，進而產生迴避行為。但也有部分患者在有熟人陪伴的情況下，可以進入這些場所，而不產生恐懼情緒。

廣場恐懼症的病因與童年時期受到過度保護有關，在治療上仍然多採用系統減敏感法和暴露療法，藥物治療也有一定的效果，但大都用於短期治療。

是害羞還是病了？

剛升大學的小紅，儘管擺脫了高中枯燥壓抑的環境，但沒有體驗到預想中的輕鬆和快樂。她總是一個人發呆、流淚，最後發展到不願意上學。父母和老師看在眼裡，急在心中，只好帶她求助精神科醫生。

在精神科醫生耐心的誘導下，小紅終於打開了心扉。原來小紅從小性格內向，不善交際，國、高中時因為絕大部分精力都在學習上，所以她還沒有覺得自己與別人有什麼不一樣。自從上了大學，小紅就發現，雖然學業壓力減輕了不少，社交活動卻越來越多。每次集體活動時，小紅都會感到無比緊張，別人一旦關注到自己，就會讓她感到不知所措，更別提主動站在講臺上發言了。

不僅如此，小紅私底下也不敢主動跟同學打招呼、害怕跟同學說話，別人主動跟她說話時，她也不敢看對方的眼睛。有時候遠遠看到同學向自己走過來，小紅會選擇低頭玩手機，裝作很忙的樣子，以避免可能出現的交流。儘管她內心深處有著與人交往的強烈渴望，但始終缺乏走出第一步的勇氣和信心。

逐漸的，小紅開始變得自卑，並感覺自己是個異類，無法像其他同學那樣，自由的與他人交流，也找不到可以一起玩耍的朋友，每天都是一個人孤零零的上課、下課、吃飯、回宿舍……精神科醫生根據以上的描述，判斷小紅得了社交恐懼症。

社交恐懼症以在社交場合持續緊張或恐懼，並產生迴避社交行為作為主要的臨床表現，女性較男性多見，一般與童年時期的不良生活經歷及自卑性格有關。患者通常因過分擔心自己在公眾面前出醜，以及過分在意別人對自己的評價，而對自己產生不客觀的負面評價，這些負面評價又加重了患者的自卑。

按照心理學家阿德勒的理論：自卑感是人與生俱來的人格特徵，是人類的一種自我保護機制。正是由於自卑感的存在，人類才能認識到自身的弱小，才會在主動避免一些現實中危險的同時，提升自身的生存技能來應對外界環境的威脅。

所以說，自卑是一把雙刃劍，它可以成為鞭策我們進步的動力，也可能成為我們成功路上的荊棘。因此，阿德勒把被個體誇大，且對個體產生持續消極影響的不自信，稱為「自卑情結」，我們日常提到的「自卑」，其實指的是自卑情結。想徹底消滅自卑情結是十分困難的，許多人的一生，都在與自卑情結對抗中度過。

大多數人當眾講話時會感覺到緊張，就算是私下的個人交往，性格比較內向的人也會表現得不那麼自然。那麼，正常的羞怯和社交恐懼症有什麼區別？

一方面，社交恐懼症的症狀較重，持續時間較長，嚴重影響患者的正常生活。另一方面，社交恐懼症患者明知道這種恐懼和迴避是不切實際的，但無法控制。由此可以簡單概括：社交恐懼症就是嚴重的羞怯，當羞怯嚴重到阻礙個體參與其期待的社交活動，或在社交活動中出現明顯痛苦時，就成了社交恐懼症。

其實，有些人之所以會有社交恐懼症，就是因為他們很多時候是在「假裝」社交，在社交過程中不敢表現出真實的自我，總是擔心別人看不起自己。他們的內心存在一個近乎完美的自我形象，期待自己在每次社交活動中都妙語連珠、雄辯四方。他們一旦發現自己在社交中有不如意的表現，就會陷入深深的自責，並開始否定自己。

要治療社交恐懼症，首先要消除患者對自己的高要求，如果短期內無法改變這種認知，可以先從改變行動入手，**讓行動慢慢影響認知**。以下就是幾個簡單有效的初級社交小技巧：

- 與人交談時，試著看對方的眼睛，如果不敢直視對方的眼睛，那麼就看對方的額頭。
- 不知道該說什麼的時候，就試著誇獎對方，從穿衣打扮到行事作風，沒有人會拒絕一個欣賞自己的人。
- 適當放慢自己說話時的語速，這樣不僅可以提升自己的氣場，還能顯得從容。

如果想進一步提高自己的社交技巧，就需要掌握一個重要技能，那就是**模仿**。可以選擇一部談論人際關係的電視劇，模仿劇中與自己身分相似的角色其言談舉止。由於影視作品的角色、情節設定都來自於日常生活，你會很容易從劇中的人物裡找到自己的影子，你需要做的就是反覆觀看，學習劇中人物的溝通方式和談話技巧，並有意識的將它們運用到自己的日常生活和工作中。

模仿是人類最重要的學習方式之一，貫穿我們的一生。從幼兒時的牙牙學語，到成年後工作，人生中每一項重要的技能，幾乎都有模仿的印記。所以，找對目標，堅持下去，一段時間後，你或許會驚喜的發現，自己原來也是一位社交達人。

恐懼是人類進化過程中出現的一種基礎情緒，它不僅讓人類遠離威脅，而且潛移默化的影響了我們日常生活中的許多行為。比如心理學上著名的「吊橋效應」：當一個人在兩座山崖之間搖搖晃晃的吊橋上行走時，通常會心跳加速，如果此時遇見一位異性，則更容易對其有好感。這是因為，當人體處於恐懼情緒中時心跳會加速，這時人體就會把這種心跳加速誤認為是心動的感覺。

換句話說，大腦功能會被恐懼情緒干擾，從而對客觀世界做出錯誤的解讀。如同英雄救美的故事，在心驚肉跳的搏鬥後，獲救女子通常會有以身相許的表白，其理論基礎也在於此。但這同時也提醒我們：**不要在情緒激動的時候，做任何重大決定**。

回到開頭提出的問題，哪種恐怖片更讓人感到恐怖？從心理學角度來看，兩者僅是形式上的不同，其本質幾乎一樣，都是透過引起觀影者的恐懼情緒，來達到精神放鬆的目的。

當觀影者觀看恐怖片時，大腦會跟隨恐怖片的情節，快速進入「過度警覺」狀態，觀影者的腎上腺素開始分泌，心跳加速、血壓升高。觀影者也會根據情節的恐怖程度選擇應對方式：如果情節過於恐怖，觀影者會停止觀看（flight）或被嚇傻了（freeze）；如果情節不那麼恐怖，觀影者則會繼續觀看（fight）。當影片結束後，過度警覺狀態也隨之解除，在這一張一弛間，大腦放鬆了，觀影者也體驗到酣暢淋漓的感覺。

第五章

起死回生的神祕藥片，恐慌症

如果我說這個世界上有一種「神藥」，能在半小時內讓人起死回生，你肯定以為我在編故事。但在現實中，真的有人相信這種神藥的存在。

這已經是正在準備畢業論文的敏敏，一個月內第三次被救護車送到醫院了。之前進醫院的兩次與這一次如出一轍，都是因為突如其來的心跳加快和強烈的窒息感，像心臟病發作一樣，敏敏感覺自己隨時都會死去。而最讓敏敏百思不得其解的是，儘管做了一大堆檢查，但沒有發現什麼異常，每次都是那個白色藥片讓她的症狀得以消失。

每一次就診，醫生都會告知敏敏，她的心臟和呼吸系統都沒有問題，以後再遇到同樣的情況，不需要來急診，自行口服一片藥物即可。敏敏卻半信半疑，她始終認為自己的身體可能出現了問題，不然才二十三歲，怎麼會無緣無故的反覆出現不適？於是，敏敏選擇幾家不同的醫院，進行了多次健康體檢，但結果都是一致的：敏敏的身體很健康。

一頭霧水的敏敏此時就像一位偵探，努力尋找著各種蛛絲馬跡，試圖來解開自己身體的謎團：我既然沒有病，為什麼會感到窒息？又為什麼要吃藥？

直到有一天，敏敏在研究醫生給她開的那盒白色藥片的說明書時，赫然發現上面印著「精神藥品」四個字。敏敏瞬間被嚇出了一身冷汗，「難道我得了精神病？還是醫生開錯藥了？」帶著這些疑問，敏敏鼓足勇氣來到精神科門診。

透過回顧敏敏的病史及就醫紀錄，我基本上可以斷定，敏敏得的是一種被稱為恐慌症的精神疾病，英文名稱是 Panic Disorder。其中 panic（恐慌）一詞來自於古希臘神話中的牧神 Pan（潘），他面目醜陋且喜歡惡作劇，常從隱蔽處突然跳出把路人嚇得驚慌失措，故 panic 也就有了「恐慌」的意思。

有種「心臟要停止」的感覺

恐慌症是一種以恐慌發作為特徵的急性焦慮障礙，可能在任何狀態下發生，常伴有胸悶、呼吸困難、心跳加快等自主神經功能紊亂症狀，嚴重者會出現不可預測的瀕死感和失控感，在幾分鐘內迅速達到高峰，大部分在半小時內可自行緩解。患者常誤以為自己心臟病發作，為此十分恐慌。部分患者甚至害怕獨居，就是擔心再次發作時，沒有人幫自己撥打急救電話。

恐慌症屬於精神科急症，任何年齡階段的人都有可能發生，研究發現十五至十九歲是發病的高峰期，且女孩較男孩更常見，其症狀特點主要表現為以下幾點：

1. 恐懼感發生突然且程度嚴重：恐慌症的恐懼感與恐懼症的恐懼感不同，恐懼症的恐懼感往往針對某一特定場所或特定事物。例如，如果你害怕蟑螂，當一隻蟑螂突然出現在你面前時，你會產生恐懼情緒，但當蟑螂走後，這種恐懼情緒就隨之消失了，這就是恐懼症的恐懼感。

但恐慌症的恐懼感的出現沒有任何徵兆，不可預測，可以在任何背景下突然發生。當患者在海邊漫步、在路邊等公車、在教室認真學習、在健身房運動時，都有可能產生恐懼情緒，而且這種恐懼情緒讓患者感覺窒息、眩暈、四肢麻木，有種「心臟要停止」的感覺。

但值得慶幸的是，這種恐懼感從開始到結束的時間較短，一般在半小時內就可自行消失，超過一個小時的恐慌發作十分少見。

究其原因，可能是患者的杏仁核功能過於敏感，敏感的杏仁核時不時的擺脫前額葉皮質的「監管」，釋放出危險信號，讓患者產生恐懼感。但隨後前額葉皮質就會發現這種異常，刺激神經元分泌一種叫乙醯膽鹼的神經傳導物質，來減慢患者的心跳和呼吸，「鎮壓」杏仁核的「越獄」行為，穩定患者情緒。

2.對後果過分擔心：恐慌症是一種易復發的精神疾病，患者在兩次發作之間的間歇期中，雖然可以保持意識清晰和社會功能正常，但精神高度緊張，往往會持續關注或擔心這種「災難性」的體驗再次出現。

大部分患者會因此而出現迴避行為，即患者會刻意避開會引起他們痛苦的事件或場所。例如，如果患者曾在家裡有恐慌發作的經歷，那麼他就有可能從此害怕一個人在家，原因是擔心再次發作時，沒有人能幫助自己。還有患者因為曾在人群中出現恐慌發作，此後就不敢到人多、熱鬧的場所，甚至最後發展成廣場恐懼症。

3.沒有相對應的軀體疾病：恐慌症往往伴有嚴重的軀體不適感，這些不適感包括哽咽感、窒息感、失控感和暈厥感等。這些症狀的出現，容易讓患者誤認為自己得了某種嚴重的軀體疾病，為此反覆於各大醫院就診，浪費大量精力和醫療資源。

在今天看來，患者反覆就診求證的做法好像有點小題大作，其實是可以理解的。因為在過去很長一段時間裡，這個領域的學者都被恐慌症所「欺騙」，認為恐慌症是一種心臟疾病。

直到一九四〇年代，才有學者提出恐慌症是一種精神疾病。

藥物治療與心理治療缺一不可

恐慌症的病因尚不十分清楚，但可以知道的是，個體在面臨巨大的心理壓力時，更容易患上恐慌症。從生物—心理—社會醫學模式來看，恐慌症的發病，極有可能是遺傳因素與社會心理因素共同作用的結果。好在目前還是有針對恐慌症的治療方法，效果也很顯著，治療的短期目標是控制患者的症狀，遠期目標是預防再次發作。

1. 藥物治療：針對恐慌症起效快的治療藥物是苯二氮平類（Benzodiazepines）藥物，也就是我們常說的「安定類藥物」。

這類藥物在本質上屬於抗焦慮藥，在臨床中除了用於治療失眠外，還是急性焦慮發作的特效藥。讓敏敏起死回生的「神藥」的通用名為艾司唑侖，是一種常用的苯二氮平類藥物，和它藥理機制相似的還有阿普唑侖、蘿拉西泮等。

值得一提的是，患者每次恐慌發作的持續時間一般不會超過半小時，而「神藥」起效往往需要半小時以上，也就是說，很多時候還沒等到「神藥」起效，患者的恐懼感就已經自動消失了。

那麼，如何預防恐慌症復發就顯得尤為重要，像艾司唑侖這種苯二氮平類藥物，存在藥物濫用和藥物依賴的風險，所以只能臨時使用，並不建議長期服用。目前，臨床中適合長期服用的一線藥物，主要是前文中提到的抗憂鬱藥（SSRIs和SNRIs）。

2. 心理治療：相對於其他心理學流派，認知行為治療對恐慌症的療效得到了大部分學者的認可。該理論認為會發生恐慌症，是由於患者為一些無關緊要的刺激賦予特殊意義，並進行災難化的評估，從而引起繼發的情緒和行為反應。這些反應又反過來加重了刺激對個體的影響、個體對刺激的敏感性，進而形成惡性循環。患者無法感知這些認知層面的錯誤，僅採取不同的方式來應對這些情緒和行為反應。

比如，患者曾目睹家人突發心臟病死亡的整個過程，家人臨死前的呼吸困難、胸部疼痛等痛苦表現，給他留下了恐怖的印象。那麼，在日後生活中的某個特殊場景，患者對心臟病發作的這種恐怖印象，就可能被輕微的心慌或氣短重新激發出來，使患者將這些生理性的正常變化誤認為心臟病發作，從而出現瀕死感體驗。認知行為治療就是幫助患者糾正錯誤的認知，讓他們了解自己的身體和感覺是正常的，並透過行為試驗加以驗證。

綜合以上資訊，我為敏敏擬定了藥物治療與心理治療的聯合治療方案：

1. 藥物治療：敏敏每天早晨口服一片帕羅西汀（治療的基礎藥物），同時隨身攜帶「神藥」艾司唑侖備用，增加安全感。如此一來，當敏敏在任何情況下出現恐慌發作，或有預感要出現恐慌發作時，可以及時口服「神藥」，然後到一個安全的地方休息半小時。

2. 心理治療：我對敏敏實施的認知行為治療主要從兩方面入手：一方面從認知上，幫助她改變對恐慌症的錯誤認知，打破不良情緒、行為的敏感反應與外在刺激之間的惡性循環。另一方面是在行為上，讓她對引起恐慌發作的刺激去敏感化。流程分為以下幾個階段：

・解釋病情：這一部分，主要是我向敏敏說明恐慌症的發病原因、發病機制，讓敏敏了解這種疾病的特點和應對方式，讓她確信自己的身體沒有任何器質性疾病，打消她的疑慮，使她確立戰勝疾病的信心。

・監測恐慌發作：我會要求敏敏，盡可能詳細的記錄恐慌發作的資訊。比如，發作的地點和時間、發作的頻率、發作時有無預感，以及發作時自己的情緒狀態和應對方式等。

・放鬆訓練：最常見的放鬆訓練是有節律的深度腹式呼吸。這種呼吸方式可幫助敏敏緩解軀體上的緊張，也可部分緩解恐慌發作時的症狀。

・重建認知：這個階段的主要目的，是在前期工作基礎上，幫助敏敏糾正對恐慌症的認知偏差，讓敏敏了解到自己對恐慌症的災難化認知是錯誤的、不切實際的。在治療過程中，我會用「**過度換氣**」這一技術來增強療效。

看到過度換氣，大家不要感到害怕，它其實只是模擬恐慌發作的一種手段。人類在長期的進化中，體內形成了一套窒息監測系統。這個系統可以隨時監測體內二氧化碳的濃度，一旦二氧化碳濃度較高，它就會對大腦發出缺氧信號，並同時產生恐懼情緒。

研究發現，相比於正常人群，恐慌症患者對二氧化碳的濃度變化更加敏感，也更容易透過過度換氣來激發出恐懼情緒。醫生利用人工誘導出的這種恐懼情緒，讓患者產生恐慌體驗，然後使用放鬆技巧或藥物來控制症狀，讓患者體驗恐慌發作的全過程，修正自己對該疾病的錯誤認知。

• 恐怖環境去敏感化：我會鼓勵敏敏反覆回憶，並接觸既往出現過恐慌發作的場景，促使她不再出現迴避行為，從而恢復社會功能。

信念也是一種「神藥」

半年後，當我再次見到敏敏時，她已經順利從大學畢業，並且已經停用帕羅西汀了。她自述在這段與恐慌症鬥爭的日子裡領悟到許多事，其中最重要的一點是：信念真的很重要。

據敏敏回憶，在治療前期，她有時會忘記隨身攜帶艾司唑侖，剛開始的幾次，她發現後會立刻瘋了一樣的跑回家拿，她甚至還自嘲道：「有時候沒帶艾司唑侖，就感覺像出門忘了帶手機一樣。」但後來隨著病情好轉，恐慌發作的次數越來越少，她也就慢慢沒將艾司唑侖看得那麼重要了。

直到有一天，在地鐵站等地鐵時，她與那種久違的恐懼感再次不期而遇：頭皮發麻、忍不住顫抖，胸口像被巨石壓住一樣。她下意識的一摸口袋——完了，沒帶藥。

怎麼辦？她瞬間腦子一片空白、心跳加快、呼吸困難、渾身發麻，這種感覺對她來說太熟悉了。但敏敏這一次沒有求救，也沒有撥打急救電話，而是試著靠著牆坐了下來，一邊做深呼吸，一邊在心裡默念：「這不是心臟病發作，這只是一次恐慌發作，一會兒就能過去……。」果然，過了大約十分鐘，敏敏的心率逐漸降了下來，身上的不適感也慢慢的消失了。

有了這次的「自救」經驗後，敏敏對戰勝疾病更有信心了，她不再隨身攜帶「神藥」，也不再害怕恐慌發作時的恐懼感。

原來，信念也是一味能讓自己起死回生的「神藥」。

第六章

情緒問題，身體承受，軀體憂慮障礙

三十七歲的大志是一名員警，平時工作兢兢業業，做事也小心謹慎，在辦案過程中不會放過任何蛛絲馬跡。由於業務能力強，他早早的就被提拔為部門負責人，這使得他本來就緊張的生活變得更加忙碌，每天不僅要處理複雜的業務問題，還要負責協調人際關係。

為此，大志經常感覺壓力巨大，不知不覺中就得了一種怪病：全身肌肉疼痛，渾身無力，心煩意亂。剛開始的時候，大志並未在意，覺得可能是工作太累了。半年後，他的症狀更加嚴重，有時候鎮痛藥都緩解不了肌肉疼痛的症狀。而且越心煩，疼痛越嚴重；疼痛越嚴重，心情越煩躁，形成了一個惡性循環。

於是，大志開始了他的漫漫求醫路。在幾年時間裡，他花了十幾萬元（按：本書幣值若無特別標注，皆為人民幣。依二〇二四年五月初匯率計算，人民幣一元約等於新臺幣四．五元），諮詢過全國各大知名醫院的無數專家。骨科、神經科、免疫風溼科、皮膚科等科室，都留下了大志的就診紀錄，各種先進的檢查也做了好幾遍，專家大都將他的症狀診斷為「纖維肌痛症」或「疼痛症候群」，相關的藥物也吃了一大堆，但症狀一直未有實質性的好轉，各位專家對大志病情的解釋也無法讓他認可。

走投無路的大志最後聽從了一位專家的建議，帶著將信將疑的態度來到心理諮詢門診。

「這種疼痛有時候就像體內一團遊走的氣體，想到哪裡，它就走到哪裡，可是我也不練氣功啊！我一定是得了一種罕見的疾病，不然為什麼這麼多著名的專家都治不好？有時候我真想讓醫生給我打一支嗎啡，讓我能短暫的擺脫疼痛困擾。好多醫生說我得的是『神經病』，我怎麼就成『神經病』了？我又不是『瘋子』。朋友都說我得了心理疾病，讓我接受心理諮詢。真是可笑，我花了那麼多錢，做了那麼多檢查，難道疼痛能被聊天治癒？還不如找個醫生把我解剖了，起碼能知道自己得的是什麼病。」

看得見的是神經病，看不見的是精神病

從大志急促的話語中，我明顯感覺到他的焦慮，與他對精神疾病的誤解。其實，精神病患者並不是「瘋子」，精神疾病的範圍非常廣泛，除了思覺失調症這樣的重性精神疾病外，也包括失眠和適應障礙這樣的輕性精神疾病。大志所說的「神經病」，通常

是指認知功能受損嚴重的重性精神疾病，這是人們對精神疾病的一種偏見。

神經病和精神病有著本質的區別。神經病指神經系統的疾病，比如，半身不遂、腦炎等，這些疾病可以透過核磁共振等醫學儀器來找出明確病因；精神病主要展現為患者思維和情感等方面的異常。與神經病患者相比，精神病患者的大腦神經成像及實驗室檢查均沒有明顯的特異性改變。精神疾病屬於功能性疾病，迄今為止尚無法透過大腦神經成像等客觀檢查來確診。一言以蔽之：看得見的是神經病，看不見的是精神病。

明白了神經病和精神病之間的區別，遇到別人罵你是個「神經病」的時候，你就可以義正詞嚴的糾正他：「你想說的應該是『精神病』。」

焦慮、憂鬱，用身體表達

綜合大志的病史和臨床表現後，我可以斷定大志得的是一種叫做軀體憂慮障礙（Bodily Distress Disorder）的精神疾病，它還有一個通俗的名字：醫學無法解釋的軀體症狀。這類疾病通常具有以下特徵：

1.症狀不能被目前已知的生理病理機制所解釋：軀體憂慮障礙的臨床症狀通常變幻莫測，且缺乏特異性，主要是一些自主神經興奮症狀，如出汗、震顫和心慌等，症狀可持續數月甚至數年。患者為了搞清病因，經常不惜付出巨大代價，於各大醫院反覆就診，頻繁進行醫學檢查，但均不能明確病因，因而也浪費了大量醫療資源。

一些經驗性的對症治療其效果也微乎其微，患者敏感的性格又放大了藥物的不良反應和軀體不適感，使患者更加無所適從。可以說，這部分患者本來沒有病，想得多了才有了病。

2.患者對疾病存在認知偏差：隨著非精神科醫生對精神疾病識別率的提高，其他臨床專業的醫生對一些典型精神疾病病例，也能給出專業的醫學建議。但大部分患者對精神疾病存在偏見，難以接受自己被貼上「精神病人」的標籤，所以拒絕到精神科就診，從而耽誤疾病的診治。

3.患者容易抱怨和傾訴：軀體憂慮障礙患者非常渴望他人的理解和同情，所以一有機會就會向周圍的人無休止的抱怨。他們喜歡怨天尤人，把自己所有的痛苦歸結於命運的不公，總是以天下第一委屈者自居，也不管對方是否願意傾聽。而且，不理解患者苦衷或不支持患者觀點的人，都會在患者心中留下「壞人」的印象。

其實，正常人也會有委屈，但他們的委屈有具體事由，嚴重程度與客觀因素相符。而軀體憂慮障礙患者的委屈往往是模糊不清的，找不到具體事由，患者在訴說病因時多使用「不清楚」、「不知道」、「好像是，也好像不是」等不確定話語。

4.發病主要與患者性格和壓力事件有關：大部分患者是在遭遇不良生活事件後發病，比如事業不順、人際關係緊張等，但患者通常會否認自身疾病是由這些因素引起。除此之外，患者往往具有敏感的性格特點，過分在意自身經歷的挫折和困難，容易將小事無限放大。

從心理學角度分析，患者處於一種可以自我察覺的心理衝突狀態，一方面能感覺到自己出現了問題，另一方面又不能控制自己認為應該控制的內心活動。而情緒作為一種能量，可疏不可堵，當這種矛盾衝突的情緒累積到一定程度時，就要透過某種形式表現出來。

軀體憂慮障礙就是這些表現形式中的一種，也被稱為「身體的語言」，其本質是

透過各種身體不適，來表達由不良生活事件所引發的焦慮和憂鬱情緒。

有學者曾提出「情緒失讀」的概念，解釋此現象：患者失去了用語言正確「解讀」和表達自己情緒的能力，因此當他們的情緒發生劇烈波動時，就只能透過各種軀體不適來錯誤的「解讀」情緒。

舉一個身邊常見的現象以簡單說明一下。大家都有過在公車站等公車的經歷吧？當公車遲遲不到的時候，總有一部分等候者著急得來回踱步或東張西望。雖然他們嘴上沒說著急，但這些動作就是身體的語言，在表達焦慮情緒。

心理學上有一種「心碎症候群」現象，指人在極度悲傷的情況下，會引發胸部強烈的疼痛。現代科學研究表明，人在極度悲傷時，大腦會透過負回饋機制，增加兒茶酚胺類神經傳導物質的釋放，以對抗這種悲傷情緒，但過多的兒茶酚胺會增強心臟的收縮力度，就有可能引起胸痛、心悸。可見，「身體的語言」並非玄學，也具備一定的病理基礎。

一般人也會產生難以調和的內心衝突，但通常可以在趨利避害的原則下做出最優選擇。而軀體憂慮障礙患者的內心衝突過於激烈，他們既無法做出理性選擇，又對結果期望過高。通俗的講，患者總是喜歡自己難為自己，只是他們不願承認罷了。

單純「想開點」沒有用

在軀體憂慮障礙的治療中，抗憂鬱藥和抗焦慮藥發揮了重要的作用，可以短期內緩解患者的軀體不適感，而心理治療對本病的預後有決定性作用。在實際操作中，**心理治療師要避免使用類似「遇到事情想開點」、「不要太小心眼」等話語**對患者說教。嚴格意義上來說，這些話術根本不能算是心理治療，只能算是朋友之間的安慰和勸說，而這些朋友在遇到類似的挫折時，也未必能「想得開」，這種「己所不欲」的方式，不是一位合格的心理治療師應該採取的策略。

作為大志的主治醫師，我的首要任務就是理解大志目前的處境，鼓勵他說出自己對身體健康狀況的擔憂，而不是與之爭辯。然後再跟他一起討論對自身健康的擔心與軀體不適感的關聯，最終幫助他對自身疾病有一個清晰的認識，糾正他以往對疾病的誤解和錯誤的思維模式。

在與大志的前期溝通中，我得知，外表看上去剛毅堅韌的大志，其實內心異常柔軟，有許多不可觸碰的禁區。

原來，大志的父親在他很小的時候就因意外去世了，是母親一個人含辛茹苦的把他撫養長大。在這個過程中，大志經常受到來自周圍小朋友的嘲笑，經常被人稱為「沒有父親的野孩子」。而柔弱的母親無法給大志提供足夠的安全感，只能悄悄的告誡大志：「這個世界不安全，不要相信任何人。」可以說，大志的童年沒有朋友陪伴、缺少父愛且壓抑。

這種不良情緒如果不能及時合理疏導，就很容易積壓在個體的潛意識中。後期一旦再次遇到情緒壓力，這些積壓已久的不良情緒，就會一股腦兒的「溢出」。

而大志這樣的情緒失讀患者，恰恰就習慣於用身體的語言，錯誤解讀不良情緒：我身體不舒服，我病了。患者潛意識裡，對軀體不適感的態度決定了他會發展為哪種精神疾病——採取漠然處之的態度，會發展為解離性障礙（在第十章會詳細討論）；採取過分關注的態度，就會發展為軀體憂慮障礙。很顯然，大志「被選擇」了後者。

在了解了大志的痛苦體驗，並分析出大志得病的原因後，下一步除了表達適當的關心，還有要打破「情緒—軀體不適感」之間的關聯。

被壓抑的不良情緒總是要找到出口，「替代」就是這些出口中常見的一個。軀體憂慮障礙患者似乎有把責任推給生理疾病的傾向，他們更願意讓「得病」成為自己生活不如意的替罪羔羊，可能是得病這種形式，更容易被個體所掌控，並能引起別人的同情吧！而患者顯然不能自發識別出這裡面的玄機，需要我建立一個「客戶—口香糖」的模型來解釋。

試著把自己想像成一位銷售人員。你工作時被一個客戶無理刁難，然而這個客戶對你來說十分重要。這時，你顯然不能對客戶發脾氣，只能把這種不良情緒壓抑下來。好不容易等到下班的那一刻，你想馬上衝出辦公室去呼吸一下新鮮空氣，但又遇到電梯檢修。

這時你所有的不快瞬間溢出，心煩意亂的你隨手摸到口袋裡的口香糖，你越看它越來氣，越看這軟軟弱弱的口香糖，越覺得它像被客戶拿捏的自己。於是，本來不愛吃口香糖的你，逐漸喜歡上瘋狂咀嚼口香糖。

其實，如果你能在冷靜下來的時候想一想，思路就變得清晰了：「電梯」和「口香糖」都是無辜的，它們只不過是不良情緒的臨時替代品。如果不能正視如何改善你與客戶之間的關係這一根本問題，那麼「客戶—口香糖」模型中「客戶」與「口香糖」之間，這條本就不清晰的線將變得越來越模糊，而你的發洩物品也可能發生變化，從口香糖變成其他容易被掌控的東西。

把「客戶—口香糖」模型套用在大志身上，「銷售人員」與「客戶」的不良關係是根本原因，就像大志在童年時期壓抑下來的不良情緒，「電梯」是大志後來生活中各種不順導致的不良情緒（替代品），而「口香糖」是「軀體不適感」（替代品）。如果大志只糾結於「軀體不適感」，必將陷入無效重複「瘋狂咀嚼口香糖」，而這種消極的、讓人抓狂的無效重複，恰恰是軀體憂慮障礙患者的一個典型特徵。

所以，解決大志的問題需要分三步，第一步是讓大志感知到童年時的創傷，第二步是修復這種創傷，第三步是打破「情緒—軀體不適感」之間的關聯：

1.面對問題：解決問題最重要的一步，就是學會面對問題。大志的案例中，個體受原生家庭等客觀因素的影響，在童年時受到一些暴力和打壓，而那時個體的能力很弱，無力去應對這些複雜的創傷，所以就啟動了心理防禦機制，將這些創傷壓抑在潛意識中，暫時躲避這些問題，以避免痛苦。

但這也在無形中**形成「創傷冰山」**：被個體感知到的創傷，僅是浮出海平面的極小部分，絕大部分創傷隱藏在海平面下，雖無法被個體感知，卻是導致個體後天各種心理問題的根源，因為它會時不時的經由各種途徑，跳出來騷擾你一下。因此，個體在成年後的心理問題，幾乎都能從童年曾經受到的創傷中找到影子。

我要做的就是幫助大志，把他童年時被壓抑的創傷挖掘出來，並且讓大志感知到。儘管這種方式有點像在揭傷疤，比較殘忍，也容易給大志帶來痛苦，卻必不可少。

2.自我暗示：童年受過心理創傷的患者，在成年後大都有全盤否定自己的傾向，他們片面的認為自己的生命毫無意義。所以，在創傷修復過程中，引導他們保持積極的生活態度是非常重要的。

心理學中，有一種叫做「退化」（Regression）的心理防禦機制，指當個體不能適應挫折時，其行為和心智表現出人格不成熟階段的一些特點。比如，一個成人因隨地吐痰被管理人員指責，羞愧難當，竟然一下子撲入母親懷中嚶嚶哭泣。

儘管大志早已成年，但在面對童年創傷時，他仍會驚慌失措，這其中的原因可能是既往的創傷程度過於嚴重，也可能是大志因無法面對這些創傷，而出現心理退化現象。當他面對童年創傷時，他的心理狀態和應對能力在某個人格不成熟的節點停留了，所以他無法處理這些創傷。

所以，我讓大志經常使用自我暗示的方法提高自信：我已不再是那個不諳世事的孩童了，我現在是一個頂天立地的男子漢，無論遇到什麼樣的困難，我都能克服。

3.改變歪曲認知：要打破大志「情緒—軀體不適感」之間的關聯，就是要改變大志的歪曲認知——**把生病當成抵禦情緒的擋箭牌**。在具體實施過程中，我先對大志的身體健康情況給予客觀的醫學評估，並對他提出的疑問進行必要的解釋，讓他明白，自己的軀體不適感僅是內心焦慮的一種外在表現。然後再和大志一起設計行為實驗，來檢驗他已經存在錯誤的信念，從而減少他的病態行為。

我還出了家庭作業給大志，讓他學會一些放鬆技巧，如深呼吸等。當他再次出現情緒波動時，就能借助深呼吸來及時緩解不良情緒，無形中阻斷了情緒向軀體不適感轉化的路線。

大志體會到多大程度的軀體不適感，主要取決於他對自身不適感的關注程度。所以他要做的，就是盡可能忽略不適感，全身心的投入到工作和生活中。一旦緩解了不適感，哪怕只是輕微的好轉，也要及時鼓勵自己，並給自己一些獎勵。

經過大約三個月的共同努力，大志的軀體不適感明顯減弱了。他也承認偷偷減少了藥物的劑量。儘管我不認同他自行減藥的行為，但我真的替大志感到高興。此時的大志，基本上揮別了往日的萎靡頹廢，言談舉止間流露出自信和活力。

第七章

思覺失調症，分不清現實與虛幻

「醫生，你快帶著我父母走吧，越快越好，有人要殺我們，地球馬上就要被他們毀滅了……。」要說我也算是一位經驗豐富的醫生了，但在以往接觸的患者中，還真的鮮少有讓我感到如此不知所措的。而令我不知所措的不是他這些荒誕的話語，而是男子的臉上布滿了「8」這個符號，很明顯是用奇異筆故意畫上去的。

「嗯……嗯……。」我有點緊張，不知道怎麼接話了。

「醫生，你聽，你仔細聽，他們在研究下一步的進攻方案。」男子說話的語氣十分堅定。

「哦，你都聽到什麼了？」我在感覺到男子對我沒有惡意後，心情逐漸平靜下來，嘗試與他溝通。

男子：「醫生，你聽不見嗎？我父母也聽不見，真奇怪。你們可能還不知道，他們不會通知你們。他們要殺我，但我要留下來，他們不會放過我，我父母都是好人，你帶他們走就行，不要管我，我留下對抗他們，讓他們不要毀滅地球。」

我：「你說的『他們』是誰啊？」

男子：「他們是『奧旦』和『巴通』兩個星球上的人，這兩個星球上的高級文明正進行著圍繞地球的戰爭，他們都想把地球變成自己的殖民地。現在『奧旦』暫時占據優勢，不管誰獲得最後的勝利，地球都將毀於一旦。」

我：「為什麼我們都不知道，只有你知道？」

男子：「所以說你們才有病，這麼強烈的感應波，你們居然都感覺不到？」

我：「感應波是什麼東西？是一種電磁波嗎？」

男子：「嗯，差不多，是外星文明的一種高科技，它可以穿越銀河系來控制我們，我已經被這種感應波控制很長時間了。」

我：「那你臉上這些符號是什麼意思？」

男子：「噓……沒事、沒事，我就在這，哪裡也不去。」男子示意我不要說話，自己卻閉著眼睛，自言自語。

我：「你剛才在跟誰說話？」

男子：「跟『巴通』星人，他們剛才問我要去哪。」

我：「你臉上為什麼有那麼多符號？」

男子：「我要讓『奧旦』星人和『巴通』星人知道我們地球人是講求平等、愛好和平的。你看這個符號（8）由左右兩個橢圓組成，代表著什麼？」

我：「我真不知道。你能直接告訴我嗎？」

男子：「這你都不懂啊？這代表著宇宙中的任意兩個星球平起平坐，星球之間要和平，任意兩種文明之間沒有高低貴賤之分，這就是我們地球人的態度。」

「哎呀，總算找到你了，你怎麼自己跑到這裡來了。」兩位老人氣喘吁吁的小跑到診室門口，顯然是男子的父母。

「孩子，你先出來坐一下，喝點水休息。」說著，男子的父親把他拉出了診室，拉著他坐在了門外不遠處的長椅上，診室裡只剩下我和男子的母親。

在與男子母親的交談中，我明顯可以感覺到她深深的自責。原來，男子名叫小輝，今年二十六歲，兩年前大學畢業後就職於一家網路公司。

「其實，孩子在剛工作後不久就有點不正常，本來性格挺開朗的一個小夥子，變得越來越孤僻，開始不願意與人交流，經常一個人在房間裡指手畫腳、自言自語，有時候還自己對著鏡子笑。剛開始我們也沒想到是精神病，只是以為他剛接觸社會，壓力太大，想著過一陣子就好了，就沒去醫院看病。這不發展到今天這個地步，班也上不了了，天天就在家念叨這些外星人……。」男子母親的眼眶裡噙滿了淚水，嘴唇也在微微顫抖。

「這個……其實……。」面對這位白髮蒼蒼的母親，我竟一時講不出話來，不知該如何安慰她。於是，為了逃避她的目光，我故意將頭轉向了診室外面，看到坐在椅子上的小輝，只見他緊閉雙目、搖頭晃腦，嘴裡念念有詞。

儘管從現代精神病學的角度出發，對小輝做出「思覺失調症」的正確診斷並不困難，但人類對這種精神疾病的認識，經歷了一個不斷完善且十分複雜的過程。

思覺失調症的英文名是「Schizophrenia」，這個單詞的前半部分「schizo」和後半部分「phrenia」都源自希臘語詞根「schizein」和「phren」，分別有「裂開」和「心靈」的意思。所以Schizophrenia早期被翻譯成「精神分裂症」（按：二〇一四年起臺灣更名為「思覺失調症」），這個病名自一九一一年，由瑞士精神病學家尤金·布魯勒（Eugen Bleuler）首次提出後，被廣大學者所認可，一直沿用至今。

而在這之前，思覺失調症有許多不同的名字，比如，一八五七年貝內迪克特·莫雷爾（Benedict Morel）提出的早發性痴呆（Dementia Praecox）、一八七〇年埃瓦爾德·赫克（Ewald Hecker）提出的青春型痴呆（Hebephrenia），和一八七四年卡爾·卡爾鮑姆（Karl Kahlbaum）提出的緊張症（Catatonia）。可以說，每一個名字都代表了不同思覺失調症患者的臨床特點。

儘管德國精神病學家埃米爾・克雷佩林（Emil Kraepelin）在一八九六年，發現了該病不同臨床表現背後的共同特徵，將其統一命名為早發性痴呆，但這個名字仍不如思覺失調症（舊稱：精神分裂症），更能展現出這種精神疾病的本質。

思覺失調症是一種病因未明，具有思維、情感、行為等多方面障礙，且主要特徵為精神活動與周圍環境之間不協調。我們常說的「精神病」大都是指思覺失調症，日常生活中所能接觸到的精神失常者，也大都是思覺失調症患者，但我們不能將思覺失調症患者簡單理解為「傻子」或「瘋子」。

有學者認為，思覺失調症是所有精神疾病中最難描述的一種，許多症狀和觀點都不容易理解。故本文從便於讀者理解的角度出發，摒棄一些晦澀難懂的概念，以小輝為模型，闡述思覺失調症的臨床特點。

與不存在的聲音對話

思覺失調症的發病高峰期在青壯年，通常為慢性。小輝的精神狀態從正常到異常不是突然發生的，而是經歷了一個相對漫長的過程。剛開始時，小輝僅在性格方面發生一些輕微的改變，所以並沒有引起家人的注意。隨著疾病的發展，小輝的異常行為逐漸增多，代表他的精神疾病進入急性發作期。

我現在加入陽性症狀和陰性症狀的概念，來幫助大家更容易理解思覺失調症患者的臨床表現。一般來說，與精神功能亢進有關的症狀被定義為陽性症狀。反之，與精神功能缺失有關的症狀被定義為陰性症狀。所以，思覺失調症患者一般分為兩類，一類以陽性症狀為主，主要表現為又打又鬧、無法配合治療；另一類以陰性症狀為主，主要表現為不說不笑、誰也不搭理。

臨床上，在思覺失調症患者身上，陽性症狀和陰性症狀往往同時存在，只不過在疾病發展的不同階段，兩種症狀占比有所不同。一般來講，思覺失調症患者早期以陽性症狀為主，後期則慢慢以陰性症狀為主。

一、陽性症狀

1.幻覺：小輝能憑空聽到外星人跟自己說話，這就是典型的「幻聽」。

幻聽是思覺失調症患者幻覺中最常見的類型。許多患者有自言自語的情況，大都是因為他們在與不存在的聲音對話。

患者的各種幻覺在客觀現實中都是不存在的，他人無法理解，但患者的主觀體驗是真實的。這種無法將客觀世界與主觀世界區分開的現象，就是思覺失調症患者第一個方面的分裂。

2.妄想：所謂妄想，就是一種病態的荒謬信念，但患者對此堅信不疑，基本上無法改變。小輝堅信外星人要迫害自己及家人的情況就是被害妄想；而他能明確感覺到自己的行為被「感應波」影響和控制的情況，就是物理影響妄想。

除此之外，小輝賦予了「8」這個符號有「兩個星球平等」的特殊意義，如果沒有小輝的解釋，他人完全不能理解。這種賦予圖形或符號某種新特殊意義的症狀，稱為「新語症」（Neologism）。從患者存在荒謬離奇的思維內容和思維形式出發，我們就不難理解他們行為的怪誕不經。這種思維內容與現實世界的不統一，就是思覺失調症患者第二個方面的分裂。

二、陰性症狀

1.情感淡漠：患者不僅表現為表情呆板，而且對涉及自身利益的事情漠不關心。

據小輝的母親回憶，小輝在得病後經常出現獨自閉目靜坐、對周圍所發生之事不管不問的情況。這種內心情感體驗與外部周圍環境的不協調，是思覺失調症患者第三個方面的分裂。

2.意志行為減退：小輝發病後社會功能嚴重受損，無法完成正常的工作和社交，這種正常意志活動的減少，也被稱為意志行為減退。

臨床中，無法完成學業和工作的思覺失調症患者比比皆是，更有甚者，可以連續幾年不換衣服、不洗臉，個人生活狀態極其糟糕。嚴重的意志行為減退也可以稱為精神衰退。一般來講，如果思覺失調症患者沒有得到及時有效的醫療干預，最終絕大部分患者都會走向精神衰退。

如何理解精神衰退的概念？留意一下我們身邊的遊民，他們當中的許多人衣著破爛、行為怪異，冬天穿著單薄的衣服，在垃圾桶裡撿東西吃、隨地大小便。儘管如此，他們依然表現出一副無所謂的樣子，有的甚至見誰都是笑呵呵的，似乎從來感受不到痛苦。這部分人當中，許多是從思覺失調症逐漸發展而來，他們的精神已經衰退到近乎原始的動物本能階段，基本上沒有高級意向要求，也喪失了羞恥感。

如果小輝得不到及時的治療，隨著時間推移，他有可能慢慢變成城市裡的遊民。這種生理上的成熟和意志行為上的幼稚，是思覺失調症患者第四個方面的分裂。

三、自知力缺乏

自知力又稱領悟力，是指患者對自己精神狀態的認識和判斷能力。像小輝這種典型的思覺失調症患者，**不會承認自己有精神疾病，更不會主動就醫治療**，他們會將醫生和帶他們就醫的家屬視為仇敵。

因此，對於急性期的思覺失調症患者，我們不能期待患者清醒的認識疾病本身，也不能責怪患者的荒謬行為，反而要學會理解患者，因為他們不恰當的言行完全是由疾病導致，並非他們的本意。

臨床上，通常**將思覺失調症患者有無自知力，作為判斷疾病嚴重程度和恢復情況的重要指標**。在意識和智力正常的情況下，這種無法對自身精神狀態做出客觀評估的現象，是思覺失調症患者第五個方面的分裂。

那麼，大家可以猜一猜：是陽性症狀還是陰性症狀容易治療？

答案是陽性症狀。這個道理其實很容易理解。如果把正常的精神活動，比喻為一根固定長度的木頭，那麼陽性症狀就是多出來的一截，將它砍掉相對比較容易。而陰性症狀就是缺失的一截，要把它接上就相對費力許多，須考慮接上去的木頭其長短粗細、是否合適等諸多問題。

以小輝來說，他的幻覺和妄想症狀比較容易控制，但意志行為減退和情感淡漠等陰性症狀就不容易治療，很有可能會長期殘留。

由於早期症狀不明顯，可能僅表現為失眠、煩躁、孤僻等一些輕微異常情況，思覺失調症患者生病時不容易被發現，外人很難察覺。一旦到了別人能明顯感覺到異常的地步，疾病就已經發展到了較嚴重的階段。所以，**及早發現是有效干預的重要前提**。

大家在平時的工作、生活中，如果發現自己或周圍人有以下行為，就要注意是否為思覺失調症的早期症狀。

- 疑心重，總是懷疑背後有人跟蹤或監視自己。
- 性格發生變化。
- 經常自言自語自笑，或做一些奇怪的事。

- 無緣無故的緊張害怕。
- 對周圍的人和事開始變得冷漠。
- 過於敏感，懷疑周圍人都在針對自己。

顱骨鑽孔、鞭打放血曾是治療手段

思覺失調症屬於重性精神疾病，即便能被及時的治療，症狀大都也會遷延不癒。而且，思覺失調症致殘率較高，患者的平均壽命會比普通人縮短八至十六年。

對於首次發病的患者，經規範化的治療後，大約三分之一的患者可以停藥且不再復發；三分之一的患者須長期甚至終生服藥來控制精神症狀；剩下三分之一的患者，即便終生服藥也不能控制精神症狀，最終走向精神衰退。

在人類對抗疾病的發展歷史中，想必沒有哪一種疾病比思覺失調症更驚心動魄。千百年來，中西方對思覺失調症的治療手段層出不窮，有的甚至可以用驚悚和奇葩來形容。一般以十八世紀為界，將思覺失調症的治療分為兩個階段。

十八世紀以前，人們對思覺失調症缺乏有效的治療措施，普遍打著「驅趕心中惡魔」的旗號，對患者採取暴力手段。

比如，在中世紀的西方，醫學大都淪為宗教和神學的附庸，人們認為精神疾病是惡魔入侵導致的，與麻瘋病損害人類肉身不同，精神疾病玷汙的是人類的靈魂。在這種大環境下，思覺失調症患者的遭遇普遍比較淒慘，**人們一般採用在患者顱骨上鑽孔、鞭打放血或熨燙患者身體等殘忍的手段，「驅趕」患者體內的「魔鬼」**。被這些酷刑折磨致死的大有人在。

在精神醫學發展幾近停滯的時代，思覺失調症患者能得到最人道的治療方式，可能是被隔離在孤島上，或被禁閉在地下室中自生自滅。

當時間來到十八世紀，伴隨著西方工業革命的興起，科學技術取得長足的發展，醫學也開始逐漸擺脫宗教和神學的枷鎖。學者開始正視思覺失調症，不再將其與「魔鬼上身」和「邪靈附體」相提並論。

法國大革命期間，發生了一件思覺失調症治療史上，具有里程碑意義的事件——法國醫師菲利普．皮內爾（Philippe Pinel），將原本被終身囚禁的精神病患者解放出來，提出用人道主義的態度對待這些患者，使他們重獲尊嚴。同時，他把原來的「瘋人院」改造成專業的醫院，精神科醫生開始長期的、有系統性的觀察和研究患者。這在很大程度上促進了精神醫學的發展，皮內爾也因此成了公認的現代精神病學奠基人。

但直到二十世紀，人們才開始使用藥物治療思覺失調症。有意思的是，**最早一批被發現對思覺失調症有「神奇效果」的藥物裡，居然有胰島素**。對，就是被用來治療糖尿病的胰島素。

一位名叫曼弗雷德・塞克爾（Manfred Sakel）的醫生，發現了一個關於胰島素過量使用後的有趣現象：因接受過量胰島素，而陷入低血糖昏迷的精神錯亂患者，在恢復意識後會變得安靜許多，而且患者的精神狀態也較先前明顯好轉。

細心的塞克爾發現並記錄下了整個過程，經過進一步研究，雖然他未能明確闡述其中的機制，但這並沒有影響他將這種新辦法應用於臨床。幸運的是，大部分接受胰島素治療的精神病患者，其症狀有了明顯的改善，於是「胰島素休克療法」正式登上了歷史舞臺，並風靡一時。簡單說來，這一療法的過程就是使用適當劑量的胰島素，讓患者先產生低血糖狀態而昏迷，然後再使用葡萄糖讓患者恢復意識，以達到治療目的。這個類似於「電腦重啟」的過程看上去簡單可行，其實風險極大，部分患者可能會因為葡萄糖攝入不及時，而永遠昏迷下去。

直到氯丙嗪在法國上市，才算是真正開創了思覺失調症藥物治療的新時代。許多人將氯丙嗪比喻為精神科的青黴素，其中包含兩層意義。

第一層意義是，氯丙嗪治療思覺失調症的療效，就如同青黴素治療細菌感染一樣顯著，它的問世徹底終結了瘋人院裡令人絕望的治療方式。如今，儘管氯丙嗪已經退居二線，它的霸主地位也早已被眾多新藥取代，但針對一些難治型思覺失調症患者，氯丙嗪仍發揮著不可或缺的作用。

第二層意義是，氯丙嗪的合成過程與青黴素的發明過程很像，都帶有一些「無心插柳柳成蔭」的傳奇色彩。法國的一家知名醫藥公司，為了追求在外科手術中更好的麻醉效果，合成了比異丙嗪抗組織胺效果更強的藥物——氯丙嗪。

誰也不曾想到，就是這個氯丙嗪，居然讓喧鬧的瘋人院瞬間安靜了下來。進一步臨床研究發現，氯丙嗪可明顯減輕思覺失調症患者的幻覺和衝動暴力行為。自此氯丙嗪開始在臨床中廣泛應用，並有良好的效果。遺憾的是，儘管研究者堅信，氯丙嗪一定對中樞神經系統有深層的影響，不只是鎮靜那麼簡單，但他們在隨後的很長時間裡，都無法破解氯丙嗪的作用機制，僅知道可能與多種神經傳導物質有關。

多年後，科學家才發現氯丙嗪治療思覺失調症的機制，與阻斷腦內邊緣系統的多巴胺受體有關。因此，氯丙嗪這類抗精神病藥也被稱為神經阻滯劑。科學家也正是透過氯丙嗪這類藥物的作用機制，反推出思覺失調症的多巴胺致病假說。

除了藥物治療，還有一些形形色色的物理療法也可以治療思覺失調症，其中效果最好的無疑是電痙攣療法（Electroconvulsive Therapy，簡稱ＥＣＴ）。

ＥＣＴ是由義大利精神病學家率先發明，其過程是使用定量的電流通過患者頭部，來誘發癲癇樣放電，讓患者暫時性的意識喪失、改變腦內神經傳導物質。但患者在這個過程中會全身抽搐，嚴重者甚至會出現骨折的情況，容易給患者造成二次傷害。

目前這一技術已被成功改良，醫生在治療前使用靜脈麻醉藥和肌肉鬆弛劑，讓患者迅速入睡，整個過程安全無痛苦，這個過程就是改良電痙攣療法（Modified Electroconvulsive Therapy，簡稱ＭＥＣＴ）。

ＭＥＣＴ雖然聽上去還是有點讓患者難以接受，但它作為一種醫學治療手段，在技術層面上已經非常成熟，療效也十分顯著，許多醫院把它作為常規治療方案在臨床中使用。ＭＥＣＴ的適用範圍也逐漸擴大，除了思覺失調症，ＭＥＣＴ也被用於治療重度憂鬱症及雙相障礙等精神疾病。

另一種「有效」的治療手段，是被稱為「腦白質切除術」的精神外科手術，在許多與精神病院生活相關的影視作品中出現過。腦白質切除術是在神經生物學理論和動物實驗基礎之上建立起來，這種手術雖然存在比較嚴重的副作用，但與歐洲中世紀的「顱腦開孔術」相比，還是進步了許多。

研究人員在很久以前，就發現腦白質具有影響個體情緒和行為的作用。例如，切除黑猩猩大腦雙側前額葉，可明顯降低牠們的攻擊性，讓牠們變得溫順許多。

葡萄牙精神病學家安東尼奧・埃加斯・莫尼斯（António Egas Moniz）從這一現象中得到啟示，於一九三〇年代首創了透過切除額葉白質，來治療精神疾病的外科手術。他接連對多位精神病患者進行手術，患者術後的精神症狀確實緩解了許多。一時間，腦白質切除術和它的發明者名聲大噪，當時的雜誌曾高度評價此手術：腦白質切除術賦予了精神病患者全新的人生。

隨後，作為莫尼斯的「粉絲」，美國醫生沃爾特・弗里曼（Walter Freeman）改良了這一手術，使其變得可操作性更強。弗里曼為改良後的手術起了一個冷酷的名字——冰錐療法。它的具體過程是將患者局部麻醉後，醫生直接用錘子將一根筷子狀的鋼針，從患者眼球上方敲入腦內，然後透過攪動鋼針破壞前額葉腦組織。這一方法較老版本的「腦白質切除術」更加方便快捷，也可以達到預期目的，而且還不需要操作醫生具有顱骨開孔和定位的專業技術，僅需要簡單的器材就可以在門診上進行。

這一新技術讓精神科醫生看到曙光，他們樂觀的認為找到了終結精神疾病的「靈丹妙藥」，於是盲目的將這一手術推廣到臨床。莫尼斯還因發明腦白質切除術，獲得一九四九年的諾貝爾生理學或醫學獎。

然而，沒過多久這一手術的後遺症就凸顯出來了。患者術後雖然沒有生命危險，但大都出現麻木、反應遲鈍，以及大小便失禁等情況。患者的精神症狀已經不再是主要問題，取而代之的是他們喪失情感體驗和獨立人格，以及社會功能退化。就像這個手術的名字一樣，術後的患者成了一根冰冷的冰錐，毫無生機。

隨著神經科學的進步和抗精神病藥物相繼出現，科學家已經認識到手術治療並不是治療精神疾病的最優選擇，於是各國逐漸立法禁止這一手術的開展，昔日風光無限的腦白質切除術，就這樣被推下了神壇，成為歷史上的恥辱。

復發後更難治療

到目前為止，思覺失調症的治療仍是世界性難題，公認有效的治療手段之一，仍然是抗精神病藥物治療，現在的藥物種類較氯丙嗪那個年代已增加了許多，藥物副作用也大幅度的減少。醫藥公司還針對不同患者的需求，研發出一些特殊藥物劑型，例如，針對不承認自己有精神疾病的患者，科學家研發出一種無色無味的口服液，協助家屬偷偷讓患者服藥；針對經常漏服藥物的患者，研發人員推出一款長效針劑，肌肉注射一次，就可以讓病情穩定一個月，甚至更長時間。

幸運的是，當今社會已經不再有殘害思覺失調症患者的現象了。科學家在積極增進對這種疾病認識的同時，也提出重新命名的建議（按：臺灣舊名為「精神分裂症」，已更名為「思覺失調症」），以此減少精神疾病的汙名化現象。儘管如此，仍然有許多人對思覺失調症這種精神疾病存在恐懼感，不管思覺失調症改為什麼名字，還是有人把患者看作異類。所以說，透過給精神疾病摘標籤的簡單方式，並不能從根本上改變大眾對思覺失調症患者的畏懼心理。

大眾對思覺失調症的恐懼，主要源自於對這種精神疾病存在錯誤認知，以下就用一個簡單的表格來解釋一下（見下頁下方表格）。

思覺失調症是一種比較嚴重的精神疾病，預防患病和復發是很重要的。病因主要包括內在遺傳因素和外在環境因素。因為人們無法選擇自己的遺傳基因，所以我們只能把精力放在後天的自我調節上。努力做到以下幾點，就算不幸攜帶了易患此病的基因，也能延遲發病時間和減輕症狀：

• 培養樂觀豁達的性格，始終以積極的心態面對生活。

• 創造和諧的生活環境。為人子女，不要對父母提過分的要求；為人父母，不要對子女有過高的期待。

• 正確評估自己的能力，做自己力所能及的事情，避免承受過大的精神壓力。

• 保持良好的人際關係，不要在瑣碎小事上牽扯過多精力，學會在一定範圍內理解和包容他人。

圖表 2　對思覺失調症的常見誤解

誤解	正解
想開點就好了。	一種嚴重的精神疾病。
瘋子。	在精神症狀支配下做出異常行為。
患者會打人、殺人。	一部分患者會，一部分患者不會。
智力低下。	大部分智力正常，有一些還是高智商。
無法治癒。	一部分是可以治癒的。
因遭受精神刺激發病。	病因不明，遺傳因素和外界環境共同作用。
需要吃一輩子藥。	部分患者經規範化治療後可以停藥。
藥裡面有激素，吃了會讓人變胖。	抗精神病藥物不含激素。

理論上來說，思覺失調症患者每復發一次，後期的治療難度就增加一些。預防患者病情復發，需要患者和家屬的共同努力。

給患者的建議：

• 堅持服藥。思覺失調症是一種極易復發的精神疾病，需要長期使用藥物來控制臨床症狀，患者不能因為症狀暫時消失就停藥或減藥，一定要堅持遵守醫囑服藥。

• 不飲酒、不吸菸。研究發現酒精和尼古丁等物質，會影響抗精神病藥物在人體內的生物利用度，使藥效打折扣。除此之外，酒精和尼古丁等精神活性物質，還會引起神經興奮，易導致患者的精神狀態波動。

• 多與家人和朋友交流，有問題及時溝通，找到適合自己的情緒發洩途徑。

• 養成定期找醫生複診的好習慣，有問題隨時就診，便於醫生及時發現病情變化和調整藥物。

給家屬的建議：

• 提醒並監督患者按時服藥。許多患者在經過規範化的藥物治療後，症狀會得到較好的控制。這時，患者就會認為自己的病已經好了，不明白為什麼還要繼續服藥，進而排斥藥物。作為家屬，此時就應該反覆告知患者服藥的重要性，耐心勸說患者服藥。

- 鼓勵並接納患者。患者在症狀好轉後，會對疾病發作時自己的所作所為產生愧疚感，這是患者自知力恢復的展現。出現這種情況有好的一面，同時也有壞的一面。它的好處在於患者可以相對理性的面對疾病，而壞處在於患者容易因此產生憂鬱情緒。因此，家屬的理解就顯得尤為重要，家屬要將患者當成大病初癒的人來照顧，不可指責患者，更不要給患者貼上「永遠都是精神病」的標籤。
- 多觀察患者的言行，多與患者交流，一旦發現異常，及時送患者到醫院就診。

一般情況下，如果沒有任何干預，思覺失調症患者的陽性症狀會逐漸趨於平穩，而陰性症狀則會更加突出，最終導致患者出現精神殘疾。而在系統有效的醫療干預下，多數患者的症狀可以被較為有效的控制，有些甚至能徹底緩解。

綜合各方面資訊來看，像小輝這種首次發作並以陽性症狀為主的患者，如果能接受醫生的建議並按時服藥，預後還是相對樂觀的。

第八章

妄想症，找不到的「假想敵」

誰都沒有想到，在電力部門勤勤懇懇工作了近三十年的老穆，居然在科長職位的內部競爭中失敗了。更讓人想不到的是，老穆在失敗後沒多久，從原來的老成持重變得疑心重重，把競爭失敗的原因歸結為部門主管的「有意為之」，並堅定的認為有人在背後陷害自己。

為了幫自己討回「公道」，老穆多次到紀檢部門反映，均被告知程序沒有問題，新上任的劉科長不僅業務能力強，而且深孚眾望，更適合科長這個崗位。

但這樣的解釋非但沒有解除老穆的疑慮，反而讓他更加堅信「背後有人要整自己」的想法，他甚至認為紀檢（紀律檢查）部門的主管和劉科長是同謀，就連身邊的同事也被劉科長收買，隨時監視自己的一舉一動，阻止自己查出事情的真相。

於是，在隨後的日子裡，老穆一邊在部門正常工作，一邊蒐集劉科長「迫害」自己的證據，並隨時記錄在自己的小本子上。一時間，全部門的主管和同事都知道老穆變成了「怪人」，紛紛避而遠之。老穆眼看「線索」要中斷，乾脆跟家人撒謊要出差學習三個月，然後偷偷的租下劉科長家旁邊的住宅，當起劉科長的鄰居，暗中監視劉科長。

皇天不負苦心人，在長期監視劉科長的過程中，老穆還真發現了一些「蹊蹺」

的地方。原來，劉科長每到週末，都會固定跟幾個同事去體育館打籃球，且在休息的空檔經常聚在一起說些悄悄話，而這幾個同事大都在平時工作中與老穆有過節。「原來他們是一夥的，我內部競爭不成就是他們搞的鬼。」老穆這下可算找到了證據，心裡也鬆了一口氣：「終於可以將這些『壞人』繩之以法。」

正當老穆準備再次向紀檢部門反映時，卻接到家人的電話，被告知昨天夜裡家中因電線短路發生了火災，好在發現及時，只有燒毀一些家具，並沒有引起人員傷亡。儘管相關部門已經查明，這只是線路老化引起的意外，但老穆並不相信，他認為這是劉科長對自己的報復：由於自己發現了劉科長的陰謀詭計，所以劉科長利用在電力部門主管業務的許可權，故意使自家的電路老化，想透過在夜裡引發火災的方式把自己燒死，但劉科長並不知道自己住在他家旁邊租來的房屋裡，而不在自己家中，所以他的計策落空了。

「這不就是電影裡的完美謀殺嘛！」老穆越想越怕，本來就繃著的神經變得更加緊張了，以至於每天走在馬路上，都覺得劉科長派人跟蹤自己。

時間長了，老穆的家人發現他的精神出現問題，勸老穆去醫院看一下，但老穆就是不承認自己有病，反而認為家人也被劉科長收買了。

其實，老穆絕非個案，他代表臨床中較特殊的精神病患者——妄想症患者。

妄想症（Delusional Disorder，又稱妄想性障礙），是一種長期（一般超過三個月）以系統化、生活化的妄想為突出臨床特徵的精神疾病，常在中年得病。由於這種疾病與思覺失調症存在許多相似之處，因此曾有學者將它當成思覺失調症的一部分。

但德國精神病學家克雷佩林堅持認為，妄想症是一種可持續數年不變的獨立原發疾病，這種疾病的妄想很大程度上，局限於患者對客觀真實事件的歪曲解釋，並努力將其整合為一個連續的、可以理解的整體，雖難以治癒，但也不會惡化。此觀點經歷過時間的考驗，大量研究顯示，妄想症最終演變為思覺失調症的比例不到四分之一。因此，妄想症目前被歸類為一種單獨的精神疾病。

總有刁民要害朕

妄想症目前雖然病因不明，但專家普遍認為，本病大都是在人格缺陷的基礎上發展而來，而這種人格缺陷往往特指偏執型人格障礙（Paranoid Personality Disorder）。具有這類人格障礙的人往往敏感多疑，不信任別人，警惕性極高，對自己免受別人傷害或欺騙缺乏信心。

歷史上，偏執型人格障礙的典型代表可能非曹操莫屬。《三國演義》中死於曹操疑心下的冤魂有許多，有熱情好客的呂伯奢，也有醫術高超的華佗。他們僅是因為一些不經意的或下意識的言行，就出於曹操過度的惡意歸因，成了「寧教我負天下人，休教天下人負我」這種偏執理念下的犧牲品。

那麼，這種偏執型人格障礙如何形成？一般認為，凡是涉及人格的形成問題，除了遺傳因素外，都要追溯到個體童年的家庭環境和成長經歷。偏執型人格障礙者通常是在缺乏安全感的環境中成長，這種起源於童年的自卑情結，即使在成年後身居高位也無法擺脫。而為了獲得安全感，患者不得不時刻保持心理防禦姿態，便於隨時對潛在的威脅採取先發制人的對抗行為。

這種心理防禦在心理學上有一個專用名詞——投射（Projection），就是憑藉個人的想法來推斷客觀事實和別人的想法，是一種主觀的心理認知偏差。通俗來說，投射就是**將自己的內部情感或觀念轉移到外部，藉此減輕自己內心不安的一種現象**。

曹操出生在宦官之家，這個家庭環境無疑成了他成年後自卑的罪魁禍首，即便曹操後來貴為漢相，也無法改變他性格中無端猜疑的表現。在曹操的內心深處，一定存在一個類似於「總有刁民要害朕」的潛在信念，所以他要不斷透過尋找並消滅「敵人」，來消除內心強烈的不安全感。如果**找不到適合的「假想敵」，反而會讓他緊張不安**。所以，如果一定要給妄想症患者的敵對性找一個解釋，那就是為了獲得安全感。

看到這裡，如果你擔心自己也具有與曹操一樣的偏執型人格，那麼可以進行下面的小測試。如果你從小就有過分猜疑的習慣，且滿足以下所述情況的四項以上，那麼就有必要到醫院就診。

1. 毫無根據的懷疑自己會被別人傷害或欺騙。
2. 別人很難獲得自己的依賴和信任。
3. 很難原諒別人。
4. 毫無根據的懷疑配偶或朋友的忠誠。
5. 感覺自己的敵人很多。
6. 對於他人無意的或善意的行為賦予敵對性解釋。
7. 極易感受到被冒犯（與當下環境不相符），並時刻處於防備狀態。

難以分辨真偽的妄想

儘管妄想的內容都不可動搖，但妄想症患者的妄想與思覺失調症患者的妄想其最大區別在於，前者的妄想具有系統化和生活化的特點。

由於這種系統化和生活化的妄想，是在一定的客觀現實基礎之上逐漸形成，因此其內容並不荒誕，反而符合一定的邏輯推理。患者在自身偏執型人格的影響下，容易對客觀現實產生歪曲的理解，對親身經歷一些微不足道的事賦予特殊意義，並透過主觀聯想，將這些瑣碎小事與自身利益緊密結合起來，從而產生被害妄想。**患者可以將妄想內容描述得十分具體詳細，讓不同事情之間存在一定的因果關係，外人不經認真調查，難以分辨真偽**。

我們整理一下老穆的思路，就不難理解這種妄想的特點：

- 自認為一定會當上科長。

↓

- 意外內部競爭失敗。

- 背後肯定有人故意阻饒。
- ↓
- 因為劉科長成功上位，是內部競爭的獲益者。
- ↓
- 一定是劉科長害自己。
- ↓
- 因為暗中發現劉科長與自己有過節的同事交往密切。
- ↓
- 他們是一夥的，一起來迫害自己。
- ↓
- 因為自己找到了劉科長害自己的證據。
- ↓
- 劉科長要殺人滅口。
- ↓

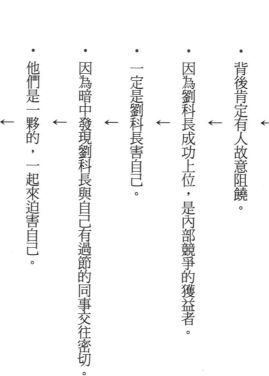

・因為劉科長在電力部門負責技術。

↓

・利用職權故意讓自己家的電路老化，藉此引發火災。

現實中，同事之間因為爭奪權力、利益而傷害他人的故事也存在。所以，老穆這一段推理過程，並不完全是無稽之談，只不過某些環節被自己扭曲了：劉科長在打球時與同事說的悄悄話，其實是在討論比賽戰術，並不是老穆所想的密謀傷害自己；與自己有過節的同事，只不過是多年前與老穆有過不同意見，並沒有深仇大恨；至於家中出現的火災，也真的是一次意外，並不是完美謀殺。但這所有的一切都在老穆偏執型人格的加持下，在錯誤的方向上不斷發展，最終讓老穆感受到強烈的被害體驗。

其實，堅持某種觀念的人在現實中十分常見，特別是追求夢想的人。但執著和偏執還是存在本質區別。

執著是一種鍥而不捨、不達目的不甘休的精神，執著的人在完成任務的過程中能審時度勢，善於理性思考，隨時調整自己的策略；而偏執屬於一種病理性心態，抱持這種心態的人往往比較自負，不會變通、聽取別人的意見，更不會承認自己的錯誤，他們容易將任何與自己觀念不同的人都視為敵人。

妄想症患者社會功能良好，基本上不會出現精神衰退。患者在不涉及妄想內容的其他精神活動、行為模式上，並不會表現出明顯異常，他們一般能勝任原來的工作，也能維持日常的人際交往。就算患者在涉及妄想內容時，出現一些衝動行為和激動情緒，也大都會被不了解內情的人信以為真，甚至會得到他們的同情。

案例中的老穆正是如此，他平日衣著整潔，言行得體，如果不涉及猜疑自己被害的妄想內容，任何人都很難看出他是一位精神病患者。就算任由其病情發展下去，像思覺失調症患者出現精神衰退的情況，機率也很小。

不要試圖和患者爭辯

由於妄想症患者大都具有敏感多疑的人格特點，所以任何心理治療和藥物治療的效果都十分有限。

心理治療師很難與患者建立起信任關係，患者會對藥物產生抗拒，並認為醫生是在迫害自己。就算某位醫生有幸得到患者的信賴，患者也會認為自己的妄想內容是正確的，不需要治療，患者只是將這位醫生當成傾訴自己「冤情」的對象，不會聽取他的醫學建議。因此，對妄想症患者的治療是一個公認的難題，除了需要醫務工作者足夠的智慧和耐心，還要依靠患者的自我救贖。

患者可以使用以下的敵意糾正訓練法，逐步減少自己的妄想：

1.每個夜晚都帶著對世人的寬容睡去，告訴自己：「沒有那麼多人要害我。」

2.每個清晨都帶著對這個世界的善意醒來，告訴自己：「昨日是非，今日該忘。」

3.試著笑對身邊的每一個人，在與他人發生矛盾時，及時控制住自己的情緒，避免掉入「敵對」的泥淖。

4.不過分解讀發生在自己身上的事情，相信這個世界上存在很多意外和巧合。

如果你的朋友或家人裡恰巧有這麼一位妄想症患者，那麼你**千萬不要試圖和他爭辯，也不要當著他的面與別人說悄悄話，以免加重他的疑慮**。你最好能幫助患者歸納出他的錯誤認知，然後和患者將錯誤認知帶入實際生活中驗證，以影響患者的妄想。如果做不到這些，那麼嘗試取得患者的信任，並鼓勵患者以積極樂觀的姿態融入社會，也是極好的選擇。

妄想症通常呈隱漸性發展，患者在疾病早期，極難被周圍的人覺察出精神異常，病程多為持續性，且治療難度極大。醫生和家人經常將症狀的部分緩解，寄望於患者年齡增加引起的精力和體力減退。

第九章

情緒就像搭雲霄飛車，雙相障礙

經過昨夜一場暴雨的洗禮，整個城市煥然一新，空氣中彌漫著青草的芬芳。

如果我沒有記錯，今天預約來複診的是叫做小卉的年輕「老患者」。之所以說她年輕，是因為她只有二十三歲；說她是老患者，是因為今天是她第八次就診了。

「我覺得我現在已經好了，情緒已經穩定了，而且也已經吃了快一年的藥，我不想再吃藥了。」小卉對我說。

「我覺得妳的藥還是不能停，而且現在的劑量已經比較少了，妳還是需要再維持一段時間。」我的態度比較堅定。

「可是大夫，我真的不想吃藥了。」小卉表現得有些痛苦。

「那妳是想繼續吃藥，還是想回到一年前那種精神狀態？」我對小卉說。

「……」小卉默不作聲。

記憶瞬間把我帶回到去年的這個時間，好像也是一個雨過天晴的早上，那時我和小卉第一次見面，與她一起來的還有她的同事和父母。

那時，小卉二十二歲，是一名在證券公司實習的大學生。公司的同事幾乎同時發現了她的巨大變化：從之前的性格內向、不善言辭，變得興奮躁動、誇誇其談；從之前的不愛打扮、勤儉節約，變得花枝招展、鋪張浪費。

那時的小卉經常一擲千金，購買各種奢侈品，還經常吹噓自己正在搞幾個億的大專案；公司主管只是批評了她幾句，小卉就暴跳如雷，不僅大聲辱罵主管，還打碎公司的玻璃天窗，掉落的玻璃碎片也劃傷了她的手臂。同事無奈，只好叫來小卉的父母，一同把小卉連哄帶騙的送到醫院。

來到醫院後，小卉的情緒依然無法平靜，不僅拒絕外科醫生治療她的傷口，還硬逼其他男性患者與自己談戀愛。

為了小卉的安全，我只好給她注射了鎮靜劑。

在小卉睡著後，我與她的父母聊起了她的病情。她父母說，小卉這幾天一直處於亢奮狀態，愛管閒事，說話滔滔不絕，每天僅睡一至兩個小時。但在兩個月以前，小卉的表現截然相反：整天莫名的不開心，不願意說話，經常說自己是個「廢物」，會無緣無故的自責。

小卉的以上種種表現都指向一種名叫「雙相障礙」的精神疾病。為此，我給小卉開具碳酸鋰的處方，並告知她務必要堅持服用。好在小卉對服藥並不排斥，經過幾次複診及藥物調整後，她的情緒逐漸趨於穩定，她對自己以前的行為也感到內疚。

情感就像搭雲霄飛車，在高低來回

我們經常用水火不容來形容兩種對立之事不能共存，但這世上偏偏就存在，兩種原本勢同水火的事物共生共存的現象，這正是小卉所患的這一種精神疾病——雙相障礙（Bipolar Disorder），也稱雙相情緒障礙症。

如果把狂躁（Mania）發作時的小卉，比作一團熊熊燃燒的烈火，熾熱且奔放；那麼憂鬱發作時的小卉，就如同一潭冰冷的池水，無情且冷漠。

雙相障礙被稱為「天才疾病」，許多名人患有這種疾病。國際上將每年的三月三十日定為世界雙相情感障礙日，這一天也是大畫家**梵谷的生日，他也是一位雙相障礙患者**。

雙相障礙，之前也叫躁鬱症，是一種既有狂躁或輕度狂躁發作，又有憂鬱發作的心境障礙。**患者的情感就像搭雲霄飛車一樣：在高低兩個極端之間來回搖擺**。

當狂躁發作時，患者的思維異常活躍，情感異常高漲，睡眠需求大幅減少，感覺自己無所不能。但狂躁過後往往是憂鬱來襲，當憂鬱發作時，患者極度自卑，情緒異常低落，沒有做事的動力，對未來也失去信心。「這是一溝絕望的死水，清風吹不起半點漪淪」，用詩人聞一多〈死水〉中的這句詩詞，來形容患者憂鬱發作時內心的無助，是再合適不過的了。

這種由「躁」向「鬱」的轉換是患者尤為不能接受的，就像如果沒有希望，也就不存在失望一樣。如果患者一直處於「鬱」的狀態可能還會好一些，但當患者見過了「躁」後，再回到「鬱」，那種失落的心情就難以言表。

那麼問題來了，既然我們都不想體驗到「憂鬱」這種消極的情緒，那麼「狂躁」一點，讓自己興奮一些，豈不正好？不可否認，狂躁狀態確實能讓人感到活力無限、莫名自信。

但狂躁並不是一種健康的精神狀態，它很容易對患者和社會造成危害。就像文中的小卉，她在狂躁發作期會變得容易憤怒、衝動，盲目樂觀的評價自己，進而做出一些錯事，比如隨意高消費、挑逗異性等。

臨床上還有一種程度較輕的狂躁發作，我們稱之為輕度狂躁（Hypomania）。這是讓患者「樂不思蜀」的一種精神狀態，**患者在發作時感覺精力旺盛，文思泉湧，工作效率明顯提高，幸福感十足，且不影響正常的社會功能**。正常人是「人逢喜事精神爽」，但輕度狂躁患者即使在沒有好事發生的情況下，也可以做到滿面春風、自信滿滿。這種精神狀態不僅患者本人非常享受，就連與他們共事的人，都對他們熱情開朗和樂於助人的處事風格讚賞有加。

其實大部分的事業有成者，或多或少都有過這種輕度狂躁發作的情感體驗，人在這種情感高漲的狀態下，確實比較容易做出成績。例如，輕度狂躁發作下，學生的考試成績突飛猛進、作家的創作靈感源源不斷。

有研究發現，相比於正常人群，雙相障礙患者在創造力上確實具有更好的表現，而許多名人的成名之作，也正是在這種輕度狂躁狀態下完成。因此，大部分患者否認自己精神有問題，且自認為是「天才」的想法也就不難理解。

那麼問題又來了，既然輕度狂躁發作對個體而言是愉悅的情感體驗，為什麼還要把它作為一種精神疾病來治療？

這是因為，一方面**輕度狂躁發作後往往會緊跟著憂鬱發作，研究發現，不管是輕度狂躁發作還是狂躁發作，幾乎不可能單獨存在**，幾乎所有的輕度狂躁或狂躁患者都曾有過憂鬱發作；另一方面，**狂躁發作的輕重程度是不可控的**，輕度狂躁發作非常容易轉化為狂躁發作，繼而對患者的家庭和事業造成巨大影響。

雙相障礙的症狀有輕有重、表現多樣，**那是不是一有情緒波動，就該警惕是雙相**

障礙？

答案是否定的。眾所周知，情感難以量化。要診斷雙相障礙，患者必須同時滿足以下幾個條件：

1. 情緒波動要超出正常範圍，且要達到「躁」或「鬱」的標準。
2. 「躁」和「鬱」要持續一段時間。短暫出現的情感失控不屬於雙相障礙的範疇。
3. 「躁」和「鬱」反覆循環或交替發作，「躁」和「鬱」的發作並沒有固定的順序，可連續出現幾次「躁」後出現一次「鬱」，也可以反過來。

碳酸鋰：預防雙相障礙復發

雙相障礙的病因不明。大量研究顯示，生物學因素、遺傳學因素和社會心理因素等，都對該病的發生和發展有顯著的影響，且彼此之間相互作用。它的治療一般遵循長期治療原則，治療藥物以情緒穩定劑為主。

所謂情緒穩定劑，是指對狂躁發作或憂鬱發作具有治療和預防復發作用，且不會引起兩者相互轉相的一類藥物，代表性藥物為碳酸鋰。

碳酸鋰也算得上是傳奇藥物，就像威而鋼是在研究心腦血管藥物時偶然被發現的一樣，碳酸鋰最初在醫學上的用途是治療痛風——就是尿酸升高引起的痛風。

真正把碳酸鋰帶入精神醫學領域的是澳洲精神科醫生約翰・凱德（John Cade），他認為精神疾病並不是單純的心理問題，而是一種生理疾病。受到希波克拉底「體液學說」的影響，凱德認為精神疾病的病因是體內化學物質失衡，而這種失衡最有可能在患者的尿液中展現。

於是，為了驗證這一假設，他想到了把尿液注射到豚鼠體內的好辦法，結果發現被注射精神病患者尿液的豚鼠，比被注射正常人尿液的豚鼠死亡得更快。凱德在此基礎上做了一個大膽的假設：精神病患者的尿液中尿酸濃度較高，加快了豚鼠的死亡。

由於尿酸難溶於水，他改用尿酸鋰溶液代替尿酸溶液注射到豚鼠體內，結果發現豚鼠的死亡時間並沒發生改變。凱德醫生懷疑是鋰離子在當中有了保護作用，於是他又將碳酸鋰溶液注射到豚鼠體內，奇怪的事情發生了，豚鼠變得溫順了許多，並且對一些原本能激惹到牠們的刺激，反應也變得平淡。凱德據此推論：碳酸鋰具有穩定情緒的作用。這一發現被認為是現代精神藥理學的起點。

但碳酸鋰的有效劑量和中毒劑量十分接近，這限制了它在臨床的廣泛應用——劑量小起不到治療作用，增加劑量又容易引起中毒。直到科學家發明了檢測血鋰濃度的方法，碳酸鋰才算是真正登上了精神科藥物的歷史舞臺。

時至今日，儘管針對雙相障礙的治療藥物和干預手段日益豐富，但碳酸鋰仍是不可替代的藥物之一，它的重要性並不僅在於能控制急性狂躁發作，更展現在可以有效預防雙相障礙的復發。

雙相障礙的復發率還是很高，很多時候不得不承認，雙相障礙患者就像一座活火山，儘管表面看上去風平浪靜，但隨時都有可能從內部噴出滾燙的岩漿。

儘管這種疾病的病因尚不明確，但如果平時能注意以下幾點，還是可以降低復發的風險：

1. 在工作與休息之間取得平衡，保證睡眠品質。
2. 避免超出自己承受範圍的壓力。
3. 避免濫用酒精或其他成癮性物質。
4. 找到適合自己的發洩方式。

5.保持平和心態，不患得患失。

當然，人生本來就是起起落落、浮浮沉沉，情緒也免不了有波動，我們不要遇到情緒問題就聯想到疾病，只要情緒變化在正常範圍內，就可以接受。

第十章

解離性障礙，突然就像換了個人

提到精神醫學的發展，就不能不提佛洛伊德。他被譽為「精神分析之父」，大名鼎鼎的榮格和阿德勒都是他的弟子。佛洛伊德透過研究解離性障礙（Dissociative Disorder）患者的異常心理活動，反向推理出正常人應該具有的部分心理活動，為現代精神醫學打下了堅實的基礎。

解離性障礙是一類複雜的心理－生理紊亂過程，主要表現為個體在感知覺、情感及行為等方面喪失整合能力。最直觀、最容易理解的案例，就是農村的「鬼附體」：一個本來神智正常的人，突然之間就像換了個人一樣，胡言亂語、眼神渙散，無法控制自己的言行。這種民間稱之為「鬼附體」的情況，在精神醫學裡就是解離性障礙，多與迷信、宗教或文化落後有關。

解離性障礙之前也叫癔症，又稱歇斯底里（Hysteria），應該算是精神病學中最古老的疾病之一，早在古希臘的醫學資料中就有關於癔症的記載。受當時醫療技術水準所限，學者普遍認為癔症是一種女性疾病，由子宮位置或功能的異常導致。

隨著社會的進步，科學家發現癔症並非女性的「專利」，男性也會得癔症，只是不大常見而已。於是，關於癔症的腦功能異常學說在經歷長時間的發展後，逐漸被大眾所接受。後來，由於癔症一詞帶有較明顯的歧視性，也不能完全展現出這種疾病的臨床特徵，分離（轉換）障礙就逐漸取代了癔症和歇斯底里的名稱。在《國際疾病分類第十一次修訂本》（*ICD-11*）中，分離（轉換）障礙改為解離性障礙。

就像被附身一樣

剛度完蜜月的阿薇最近得了一種怪病，據她丈夫反映，原本性格溫柔的阿薇在婚後變得情緒不穩，非常容易與別人產生矛盾，並常伴有哭鬧、胡言亂語、撒潑打滾等行為，嚴重時會哼哼唧唧的念叨著一些別人聽不懂的「咒語」，手腳比劃著一些別人看不懂的動作，聲稱自己是「狐仙」轉世。

一個受過高等教育的女孩為何在婚後變成了這樣，這是令她的家人無論如何也想不明白的怪事。而且阿薇每次發作的持續時間長短不一，周圍勸她的人越多，阿薇哭鬧得越厲害。反之，如果無人關注，阿薇很快就能停下來。更奇怪的是，事後被問及剛剛發生的事，阿薇經常是一臉茫然，對整個事件無法回憶，好像哭鬧的人不是她一樣。

阿薇這種表現在精神醫學上叫做出神和附體障礙（Trance and Possession Disorder），屬於解離性障礙的一種，表現為個體在受到精神刺激後，意識狀態顯著改變，或個體原有的身分被外界「附體」的身分取代，暫時喪失個人認同感、對周圍環境的充分感知。

無獨有偶，讀國中三年級的陽光少年小民也遇到了怪問題，原來身體健康、活潑好動的小民，竟突然「雙目失明」了。奇怪的是，當父母在暗處偷偷觀察他時，卻發現口口聲聲說自己看不見的小民，在行走時居然能躲開身前的障礙物。父母把這個奇怪的情況告訴了眼科專家，專家幫小民進行了詳細的眼科檢查後，並沒有發現異常。一邊是眼科專家對小民眼睛健康的保證，一邊是小民「雙目失明」的奇怪現象，這可把小民的父母愁壞了。

實際上，小民的這種表現在精神醫學上叫分離性神經症狀障礙，指受到精神刺激後，突然出現無法解釋的軀體症狀，屬於解離性障礙中比較常見的一種類型，好發於青少年。除了小民這種「雙目失明」，還有一些奇怪的「雙耳失聰」、「偏癱」和「失聲」的案例，其中比較有特點的，是一種被稱為「喉球症」（Globus Hystericus）的感覺異常：

患者總是感覺咽喉部有異物感或梗阻感，為此患者經常做出清嗓動作或服用消炎藥物，但療效甚微。因此，解離性障礙可能是臨床症狀最豐富、最多變的精神疾病了。

症狀是內心衝突的表現

解離性障礙的具體發病機制目前還未完全闡明。心理學認為分離是一種心理防禦機制，在這種機制中，個體的某些體驗、行為和思維，可在一定程度上從意識中剝離，**以應對那些對個體而言難以承受的心理創傷**，「解離」一詞即用來描述這種剝離感。

這種「解離」體驗其實並不陌生，每個人幾乎都曾體驗過這種剝離感，只是未察覺而已。例如，我們在熟練的炒完一盤菜後，發現不能完全回憶整個炒菜過程，這就是因為炒菜時可能心不在焉、煩惱自己的心事，或被收音機裡的音樂所吸引。

儘管解離性障礙的症狀複雜多變，但並不是毫無規律可循，這些症狀在本質上還是存在許多共同性。

1.由不明顯的心理因素引起：除了喪偶或意外等明顯的心理壓力，解離性障礙的心理誘因常呈現出隱匿性、不易識別性和患者不願承認等特點。所以，精神科醫生經常須深度挖掘患者的病史，不輕易放過任何一個細節，才能找到疾病的根本原因。

以阿薇為例，從表面上來看，阿薇每次發脾氣似乎都沒有徵兆。實際上，幾乎每次發病前，她都與婆婆產生過或大或小的矛盾，且如果發作時婆婆在場，阿薇的症狀就較嚴重。

而小民的父母在與我長期溝通後，也終於說出了事情的真相。原來，小民在「雙目失明」前，無意間看到父母同房的場面，父母對此感覺非常尷尬，所以每次就診時，都沒有跟醫生提及這段經歷。

以上兩個案例中的細節，對患者的後續治療非常重要，能否成功獲取這些細節，一方面取決於患者及其家屬對醫生是否信任，是否願意與醫生分享自己的故事；另一方面也取決於醫生對這些蛛絲馬跡的敏感程度。

所以，診斷疾病的過程有時候就像破案，病因就是「犯罪分子」，醫生就是「員警」，而患者更像「目擊證人」，只有員警和證人之間相互信任、充分溝通，才能盡快抓住犯罪分子。

2.患者的臨床症狀都是內心衝突的象徵性表達：解離性障礙的症狀之所以千奇百怪，就是因為這些不同症狀的背後，都代表患者內心不同的衝突。這些衝突通常讓患者難以啟齒、不願意接受。

所以，患者只能將這些壓抑的衝突，轉化為精神症狀或軀體症狀表達出來。如同種下什麼種子，就會結出什麼樣的果實一樣，有什麼樣的內心衝突，就會表現出與之對應的臨床症狀。按照佛洛伊德《夢的解析》中的觀點，未被表達的情緒永遠不會消失，它們只是被活埋了，有朝一日，會以更醜惡的方式爆發出來。

阿薇因婆媳關係問題出現出神和附體障礙，這其實代表她內心長期對婆婆不滿，但良好的教育背景使她認為不應該與婆婆發生矛盾。左邊是與婆婆之間不可調和的矛盾，右邊是阿薇對自己的道德要求，衝突由此產生。

小民的情況與阿薇類似。他的父母都是為人師表，從小對小民要求比較嚴格。自小民進入青春期後，父母就告誡小民不要太早談戀愛，更是將男女之間的性愛描述成洪水猛獸。長此以往，小民就認為性愛是一件「骯髒且不道德」的事，父母也在小民心中逐漸樹立起「高、大、全」的正面形象。

在這一背景下，小民無意間發現父母同房的事實，那一刻他的內心是衝突、痛苦的，接受不了完美的父母做出這種「不道德」的事。小民心中巨大的衝突無處安放，只能轉換成「雙目失明」表達出來，本質就是換一種方式表達，對自己為什麼要看到眼前這羞恥一幕的愧疚。這種缺乏相應生理改變的軀體功能障礙，其特殊之處在於：**焦慮情緒總是在軀體症狀之前出現**，且軀體症狀出現後，焦慮情緒就會消失。患者對於這些嚴重的「軀體疾病」漠不關心，從不主動就醫治療。

3. 患者都有特定的人格基礎：解離性障礙患者往往具有高度自我中心性、高度暗示性和被暗示性，以及誇張表演性的人格特點。

高度自我中心性其實就是我們常說的自私。具有這種性格特點的人，喜歡將自己比喻成太陽系中的太陽，其他一切人或事都是圍繞自己旋轉的行星。他們做任何事情都以自我意願為中心，從自身利益出發，從不在乎別人的感受。

暗示性就是不加批判的輕易接受他人思想或觀點，「望梅止渴」的寓言故事就能說明這個問題。而自我暗示性恰恰就是「自我糊弄」的過程，個體透過主觀想像來自我刺激，達到改變行為和更新觀念的目的。比如，一些直銷機構逼學員每天對著鏡子大喊「我能成功」等，對學員來說其實就是一種自我暗示。

誇張表演性是一種浮誇做作的行為模式，以吸引他人的注意力為目的。這類人的言行常具有挑逗性，有時他們故意插科打諢，經常為了贏得他人的讚美而做出幼稚可笑的行為。另外，他們的情緒很難長時間保持平靜，喜怒哀樂皆形於色，表情豐富誇張，情感膚淺不深刻，常會因為一件微不足道的小事而反應強烈。他們表面上是一副性格開朗且平易近人的樣子，實際上很難相處。

4.患者都會從症狀中獲益：解離性障礙患者都會從症狀中獲得利益，儘管他們都不承認。獲益的形式主要有原發性獲益和繼發性獲益兩種。

原發性獲益與症狀直接相關，幾乎所有的解離性障礙患者的原發性獲益，都是為了避免由內心衝突所引起的焦慮。阿薇透過出神和附體來發洩自己的不良情緒，而事後不能回憶其經過，這其實就是自我保護的一種方式。如此一來阿薇免受衝突和痛苦記憶的影響，讓阿薇可以在與婆婆鬧矛盾這件事中變得心安理得。

而小民則是透過「雙目失明」這種逃避現實的方式，向自己和外界傳達「我什麼都沒有看到」的資訊，避免創傷性事件對自己造成影響，藉此讓自己於心無愧，就像把頭埋進沙子的鴕鳥。

繼發性獲益與症狀間接相關，是個體在獲得患者身分後得到權益。與原發性獲益不同，繼發性獲益的內容往往因人而異。

還是以阿薇和小民為例，阿薇撒潑哭鬧後獲得丈夫和婆婆的關注，此後丈夫和婆婆在與阿薇說話時都變得小心翼翼，每次都充分考慮到阿薇的情緒，使阿薇的家庭地位顯著提高；而小民在因為「雙目失明」獲得患者身分的同時，也促使父母對他縱容，除了什麼都買給他，還特許小民不必上學，這些都是小民在患病之前可望而不可即的。

不幸的是，繼發性獲益一旦成立，**患者就會喜歡上患病本身，不願意被治癒**，這就對症狀有了強化作用，成為解離性障礙難治療和易復發的重要因素。

心理治療最有效

與其他精神疾病主要靠藥物治療不同，**心理治療是對解離性障礙最有效的方法**。其中暗示治療是最為經典的治療手段，其過程是使用語言或動作干預暗示性強的患者，使患者在不知不覺中接受心理治療師的觀點。

暗示治療有一個前提，即需要在治療前測試患者的暗示性，常用的方法是三杯水實驗：準備三杯一模一樣的水讓患者逐一品嘗，並用十分肯定的語氣，告知患者三杯水裡有一杯摻了醋，讓患者從中挑出摻了醋的那一杯。在這個氛圍下，暗示性強的患者會肯定的從中挑出「摻了醋」的水，只有這部分患者才適合暗示治療，而暗示性不強的患者，會對暗示治療產生明顯的抵抗。

暗示治療一般分為直接暗示和間接暗示兩種方式。

1.直接暗示法：心理治療師使用專業話術直接誘導和暗示患者，從而達到治療目的，最常用的技術手段是催眠和自由聯想。

催眠不是讓患者睡覺，而是一種人為干預，讓患者達到介於睡眠和覺醒之間、意識恍惚的心理狀態。心理治療師透過暗示誘導，將患者的意識調整到催眠狀態，繞過意識的阻抗，使其重新整合處於潛意識中的資訊。

催眠治療是一種讓人舒適愉悅的體驗過程，如果說睡眠緩解的是肉體上的勞累，那麼催眠解除的就是心理上的疲憊。催眠狀態下的個體，並不會喪失對個人行為的控制和對自身狀態的感知能力，只是看待事物的方式，具有更多的聯想性和更少的限制性。

所以，電影中出現原本意識清醒的人在被催眠後，就像提線木偶一般任由催眠師擺布的情節是虛假的，真實的催眠過程其實並不神祕。我們平時屏氣凝神的欣賞一部懸疑影片時的精神狀態，本質上就是一種淺度自發性催眠。而某些地區盛行的「巫術」和「跳大神」，在一定程度上也帶有催眠的色彩。

催眠是進入自己潛意識世界的通道，不受時間和空間的限制，可以讓我們回憶起既往時空發生的事，從不同層次更深刻的了解自己。這個過程就像成年後的我們，在路上偶然遇到一位看著我們長大的長輩，我們可能不認識他，但可從他口中得知我們童年時的一些經歷，讓我們回憶起部分早期記憶。從理論上講，幾乎任何人都可以被催眠，只是所需時間和被催眠程度不同而已。

催眠的歷史可說與人類文明的發展歷史一樣悠久。古印度和古埃及的祭祀活動，基本都是利用祈禱等宗教手段，以及音樂、舞蹈等強烈的節奏來引發催眠現象，使祭祀參與者按照指令，產生特定的感覺或做出特定的行為。除此之外，在中醫典籍《黃帝內經》中，也有透過一邊撫摸患者、一邊念咒語的方式治療疾病的記載。

近代催眠研究的先驅是精神科醫生弗朗茨．梅斯梅爾（Franz Mesmer）。他的主要研究方向是星體對人體磁場的影響及磁力的治療作用。按照梅斯梅爾的觀點，人患精神疾病是體內磁力失衡的結果，而他自己恰好擁有能糾正這種磁力失衡的特殊能量。所以，梅斯梅爾幫患者看病時經常穿戴華麗，並且故弄玄虛的營造神祕氛圍，讓患者對他產生敬仰和崇拜之情，心甘情願的接受「磁力療法」。

雖然他用這種辦法治癒了許多患者，但遺憾的是，他將全部功勞歸於磁力的物理特性，而忽略了暗示對患者的決定性作用。

與此同時，梅斯梅爾的這種治療方式也受到一些學者的質疑，其中比較具有代表性的當屬醫生詹姆斯・布雷德（James Braid）。他在觀摩一位醫生使用「磁力療法」幫患者治療時，試圖用挑剔的態度揭穿其中的騙局，但最終以失敗告終，於是他轉身投入到對催眠的研究中。

在他自己設計的實驗中，他要求受試者緊緊盯住眼睛上方的一個點，不久，受試者會因疲勞而閉上雙眼，布雷德由此認為催眠是一種與視覺疲勞和精神專注有關的生理現象，並提出用「Hypnosis」這一專屬名詞來定義催眠，這個詞正是源自於古希臘的睡眠之神——許普諾斯（Hypnos）。自此，人們對催眠的認識進入了科學研究的範疇。

時間來到十九世紀，針對催眠產生了兩大派系，一派是以昂布魯瓦茲－奧古斯特・李厄保（Ambroise-Auguste Liébeault）為代表的南錫學派（École de Nancy），而另一派是以讓－馬丁・沙可（Jean-Martin Charcot）為代表的沙可學派。

前者認為催眠現象是直接暗示的結果，只是一種普遍的心理現象，並不是疾病的表現；後者則認為催眠狀態是一種和解離性障礙本質相同的精神疾病。這場學術之爭最終以南錫學派的勝利告終，催眠是一種心理學現象的觀點，也逐漸深入人心。

十九世紀後期，沙可的學生佛洛伊德在對催眠的研究中發現，傳統的催眠誘導方式過分依賴治療師的權威性，穩定性較差，容易引起患者的抵抗情緒，並且對某些患者根本沒有治療作用。於是，他逐漸放棄了對催眠的研究，將更多的精力放在另一種重要的暗示技術——自由聯想。

「聯想」從形式上看，是思維從一個具體形象到另一個具體形象的過程。當我們學習時，大腦在意志的控制下完成任務，這就是一種有目的的聯想。而當我們完成學習任務後開始玩遊戲時，大腦從忙碌狀態進入放鬆狀態，就會漫無目的的「胡思亂想」，這種不受意志控制的聯想就是自由聯想。從人類進化角度看，自由聯想雖然不受大腦控制，且占據大部分時間，但它絕不是在浪費時間。自由聯想屬於人所特有的高級功能，是大腦思維的基礎。

自由聯想技術在臨床實踐中，要求患者在受到一個感官刺激（一般為聽覺或視覺）後，不假思索的說出自己腦子裡浮現的想法。無論這些想法何其荒誕，有經驗的治療師都會從中發現被患者壓抑在潛意識中的衝突。

催眠狀態下，個體平時緊鎖的「通往潛意識的大門」可以被輕鬆打開，長期潛伏在此的消極思想也比較容易被清除，並有機會被積極的信念取代。這個原理正是治療阿薇這種解離性障礙的理論基礎，有經驗的心理治療師能使用誘導術，快速讓阿薇進入催眠狀態，讓她的意識和潛意識溝通，進而整合她的自我意識，清除她潛意識中的各種致病情結，達到治療的目的。

2.間接暗示法：是用含蓄、間接的方法，對患者的心理和行為產生影響的暗示方法，最常用的技術是誘導。誘導中最經典的，是一〇%的葡萄糖酸鈣靜脈注射法。此法對小民這種分離性神經症狀障礙患者的暗示效果最好。之所以選用一〇%的葡萄糖酸鈣，是因為在注射它時會讓患者產生喉嚨發熱的感覺。間接暗示法正是利用藥物的這種特性，來產生治療作用。但在實際應用中，有幾點須特別注意，不然會影響治療效果。

首先，要樹立醫生的權威性。在幫小民治療前，我會讓助手先把我吹噓一番，把我說成是一位專治疑難雜症的神醫。這麼做可以讓小民對我產生崇拜感和高期望值，而小民對我的期待越高，治療效果就會越好。

其次，暗示藥物的神祕性。整個治療過程中，不能讓小民知道使用的是什麼藥，只能告訴他這是國外最新研製的特效藥，把藥效描述得越神奇越好。

最後，在注射藥物過程中，告訴小民用藥後會感到喉嚨發熱，只要感覺到發熱，就代表藥物產生作用了。這時，精神科醫生再加上一些語言暗示，小民的症狀就會瞬間好轉。

當我的助手給小民注射藥物時，我就在一旁詢問小民：「你感覺到喉嚨發熱了嗎？」

當小民說「熱了」的時候，我用嚴肅的語氣命令小民：「現在馬上睜開眼睛，你已經可以看到東西了！」

「我看到了，我真的看到了！」透過小民興奮的表情，我知道這次的治療目的已經達到了。

時至今日，儘管尚無針對解離性障礙的特效藥，但臨床醫生仍然會使用抗精神病藥或抗憂鬱藥，對患者進行對症治療。之所以做出這樣的選擇，一方面，是對無法配合心理治療的患者採取的無奈之舉，另一方面，也是從治療效果出發而做出的慎重決定，因為大量研究已證實，藥物治療聯合心理治療的方案對患者的療效，顯著優於單一心理治療。

其實，治療阿薇和小民這種解離性障礙患者並不算困難，只要抓住治療中的幾個關鍵即可，真正困難的是預防復發。解離性障礙這種精神疾病雖沒有相應的器質性損害作為病理基礎，卻極易復發，給患者造成巨大的心理負擔。

避免精神刺激和負面生活事件確實是預防復發的好辦法，但成年人的世界裡，有煩惱是常態，難以避免不開心。所以，擁有一個健全的人格和穩定的情緒，才是預防復發的關鍵所在。

第十一章

何時能好好的睡一覺？

睡眠障礙

如果我說失眠屬於精神病，你肯定會對我嗤之以鼻，覺得我是在危言聳聽。但真實的情況是，失眠不管是作為一種獨立的疾病，還是作為其他疾病的伴隨症狀，確實都在精神疾病的範疇內。

睡眠是我們每個人都習以為常的行為，但很少有人認真的想過這樣一個問題：我們為什麼需要睡眠？

其實，睡眠是維持大腦功能和精神健康最重要的狀態之一，人的一生大約有三分之一的時間是在睡眠中度過。換句話說，一個人如果能把覺睡好，那麼他就至少擁有了三分之一的快樂人生。科學家透過研究發現，睡眠過程中，人的淋巴系統能清除掉對人體有害的神經毒素，所以，「睡美容覺」的說法也並非毫無科學道理。

而長期睡不好覺不僅會誘發多種疾病，還可能影響正常的工作和生活。國外一項研究發現，超過九〇%的生產效率下降與失眠有關。

剛步入中年的小斌是一位專業經理人，平時的工作緊湊且忙碌，小斌就像永不停歇的陀螺。按常理來說，小斌在經歷了白天高強度的工作後，晚上應該很容易入睡，然而，他竟是一位長期失眠患者，每到晚上腦子就異常清醒，白天發生的事情像幻燈片一樣，一頁頁的在腦子裡閃現。

久而久之，入睡成了他的一塊心病。最嚴重的時候，小斌整夜都不能闔眼。長此以往，小斌心身疲憊，不僅工作效率嚴重下降，連脾氣都變得易怒。

為了改善失眠，小斌嘗試了各種助於睡眠的辦法。從睡前喝牛奶到數羊、從吃中藥到吃西藥，幾乎所有能用的辦法都用上了，但效果都不太好。而且，每種辦法都是剛開始的時候有點作用，過一陣子就無效了。為此，小斌經常自嘲自己是總睡不著的「特睏生」。

難以置信的是，小斌也有不經意間睡著的情況。比如，當小斌半倚在沙發上沉思的時候，還有坐在馬桶上滑手機的時候。每當處於這種情境，小斌的睏意會油然而生，眼睛就會禁不住的慢慢闔上。而當他想趁著這難得的睡意脫光衣服，鑽進被窩裡大睡一場的時候，腦子又瞬間變得異常清醒，好像是使用了興奮劑一樣，不僅睡意全無，且思維變得特別敏捷。

按照小斌自己的說法，他現在不愁吃、不愁穿，就愁自己何時能好好的睡一覺。

失眠是精神病嗎？

小斌的這種情況並非個案，而且還很有代表性。好好的睡個覺對一些人來說還真是個奢望。幾乎每個人都有過難以入眠的經歷，那麼，是不是每個人都有精神病？失眠要達到精神病的嚴重程度，還是需要符合一些標準。

流行病學調查顯示，大約有一五％的成年人患有睡眠障礙，而慢性睡眠障礙的盛行率在一〇％左右，且自然緩解率低於五〇％。睡眠障礙是一種具有慢性化傾向的精神疾病，大約有三七．五％的睡眠障礙患者，在五年的追蹤期間仍然存在失眠的情況。

與失眠相對應的精神疾病叫睡眠障礙，是指在有充足的睡眠機會和適宜環境的前提下，仍存在頻繁且持續的睡眠啟動和維持困難，並影響了個體白天的社會功能的情況。睡眠障礙主要表現為以下臨床症狀：

- 入睡困難。患者在適當的睡眠機會和環境條件下，入睡時間（躺下後到真正睡著之間的時間）超過三十分鐘。
- 睡眠維持困難。患者在睡眠過程中出現覺醒（wakefulness）次數過多或覺醒時間過長，或覺醒後難以再次入睡。其中，早醒是憂鬱症患者具代表性的失眠表現。早醒通常指起床時間比預期的起床時間至少提前三十分鐘，使總睡眠時間減少。

・失眠引起次日白天社會功能的損害，常表現為全身不適、注意力不集中、疲勞、焦慮等。

・對失眠的恐懼。患者對失眠的恐懼，往往比失眠本身對患者造成的影響更大，許多經歷過失眠的患者，從白天就開始為夜間的睡眠擔心，由此引發焦慮者不在少數。

小斌的「睏意」，我們也經常說成「睡意」，在學術上被稱為「睡眠驅力」，指我們對睡眠的需要程度。這麼說吧！如果把進入睡眠的過程比作高空跳傘，那麼睡眠驅力就是地球引力。

可以說，睡眠驅力是決定睡眠品質的一個關鍵性因素。

那麼，睡眠驅力又是由什麼來決定？或我們要怎麼做才能獲得高睡眠驅力？這就要從一種名叫「腺苷」的物質說起。

人體要維持生命，就要不斷的攝入食物和不斷的消耗能量，而腺苷就是人體能量消耗過程中的代謝產物。器官在進行新陳代謝時都會產生腺苷，而大腦作為維持生命的

「中樞機構」，會消耗較多的能量，所以大腦中生成的腺苷也較多。

而腺苷又是一種抑制性神經傳導物質，可抑制人腦釋放多巴胺等興奮性神經傳導物質，從而減少人的意志行為，當大腦中的腺苷累積到一定程度時，人就會產生睏意。因此，想在晚上獲得夠強的睡眠驅力，持續保持白天的覺醒狀態是一個不錯的選擇。睡眠的過程其實也是人體清除腺苷的過程，當大腦中的腺苷減少至一定程度時，睡眠驅力就會相應變弱，人體也就不再需要過多的睡眠，自然而然會從睡夢中醒來。

許多人在睏倦時會選擇來一杯咖啡，以發揮提神醒腦的作用。這背後的機制，就是咖啡裡含的咖啡因與腺苷有著極其相似的化學構造，它可以取代腺苷與相應的腺苷受體結合，從而阻止腺苷發揮作用，達到降低睡眠驅力的效果。

目前對睡眠障礙的治療，主要以睡眠衛教和藥物治療為主。相信大家都聽過飲食衛教和個人生活衛教，但對睡眠衛教的概念可能就比較陌生。睡眠也講求衛教嗎？是的，想睡好覺，良好的睡眠衛教必不可少。

睡眠衛教並不是像「七步洗手法」，只要按照規定完成步驟就可以保證睡個好覺。睡眠衛教的主要目的，是指導我們形成良好的睡眠習慣，和糾正患者對睡眠的一些錯誤認知：

1.不要過度糾結睡眠時間的長短：每個人所需的睡眠時間其實並不一樣，睡眠時間更像食量，有的人吃得多，有的人吃得少，但吃完後都不餓。睡眠也是如此，有人需要的睡眠時間長，有人需要的睡眠時間短，只要不影響次日的工作、生活即可。所以，沒必要盲目追求每天睡到八小時。

眾所周知，嬰兒的睡眠時間很長，一天可以睡十幾個小時。但隨著年齡的逐漸增長，睡眠時間也會隨之縮短，到了成年，睡眠時間可縮短至幾個小時，而老年人對睡眠的需求可能更少，且睡眠結構也發生了變化。

老年人的睡眠結構不再像年輕人那樣具有明顯的覺醒—睡眠週期，而是變成了一會兒睡一覺、一會兒睡一覺的碎片式結構，那種一覺到天亮的情況，在老年人身上會變得越來越少。

所以，患有慢性睡眠障礙的老年人要接受自己身體發生的變化，不要總跟以前的自己比較，可以嘗試變化想法，來看待睡眠時間減少：睡眠時間減少意味著活動時間增多，是不是就有更多的時間去做想做的事？

2.睡不著的時候要馬上離開床，不要在床上看手機或看書：睡眠障礙患者要記住，床是用來睡覺的，只在感覺睏倦時才上床，並盡量不要在床上做與睡覺無關的事，睡不著的時候就從床上下來，做一些別的事，比如打掃或散步等。不要試圖強行入睡，要明白睡眠是一個順其自然、可遇不可求的過程，只要足夠睏倦，睡眠便水到渠成，想睡不著都難。

你也可以嘗試在睡前進行一些固定活動，比如，睡前半小時做一次瑜伽，或泡一次腳等。努力將這些習慣堅持下去，大腦就會形成「睡前瑜伽（或泡腳）—睡眠」的條件反射，對自然睡眠大有幫助。

小斌之所以會在沙發上和馬桶上輕鬆入睡，很可能是之前形成睡前半倚在沙發上或睡前上廁所的習慣。

如果實在睡不著，也不要擔心，更不要藉由延長次日午睡時間的方式補覺，因為午睡有可能降低晚上的睡眠驅力，反而會加重失眠。其實，短期的睡眠品質不好不會讓人精神崩潰，反而對失眠後果的過分擔心，才更容易讓人焦慮不安。

3. 常做夢不代表睡眠品質差：做夢幾乎是每個人在正常睡眠狀態下，都有可能經歷的事，特別是在壓力過大的時候，做夢會出現得更加頻繁。只要對次日的精力影響不大，我們就不必過分關注。但如果你經常被夢中的恐怖畫面驚醒，並且在醒後，可以清晰的回憶起夢中的細節，同時心有餘悸，無法再次入睡，那麼就要重視，因為你很可能患了一種叫做夢魘疾患（Nightmare Disorder）的精神疾病。這種疾病不僅會影響睡眠品質，而且很可能會誘發憂鬱和焦慮情緒。

4.睡前避免劇烈運動；避免攝入興奮性物質（咖啡、濃茶等）和進食不容易消化的食物；避免從事引起神經興奮的工作、觀看激動人心的影視作品：許多人有在睡前喝點小酒來促進睡眠的習慣，飲酒確實在一定程度上能緩解焦慮和加速入睡，但往往引起早醒，所以不鼓勵長期使用這個辦法。

5.睡眠環境並非越安靜越好：安靜的環境確實是幫助入睡的基本條件之一，但並非環境越安靜越好。有些人在安靜的環境中睡不著，在相對吵鬧的環境中反而可以安然入睡。

要解釋這一現象，須提到「白噪音」的概念。心理學中的白噪音，特指頻率相對均勻、單一且有規律性，不會讓人產生違和感的聲音。它可以產生一種遮蔽效應，讓人能忽略掉環境中本就存在的一些嘈雜的聲音。有許多常見的白噪音，比如：樹葉互相摩擦發出的沙沙聲、海浪輕拍沙灘的嘩嘩聲等。這些聲音在一定程度上，都具有緩解焦慮和催眠的功能。

現在知道為什麼下雨天和睡覺最搭配了吧！下雨的時候，不僅光線較暗，雨滴落下的滴答聲還是一種白噪音。舒緩的音樂同樣有助眠的效果，所以，睡前聽一段古典音樂的辦法也值得推薦。

6.如果還是睡不著，不妨試試「反向操作法」：我們也叫它「反向意念法」。這個辦法的宗旨，是把你從「快速入睡」和「必須入睡」的錯誤思想中拯救出來。具體操作也不難。首先，在睡覺的床上躺下，睜大雙眼並告訴自己：「不要睡覺。」然後，盡可能的減少眨眼次數，不一會兒你會感覺到眼睛疲勞，想閉眼。這時一定要繼續堅持，盡量減少眨眼的次數，並繼續告訴自己：「我不要睡覺。」這樣試著堅持下去，最後你整個人就會在與眼睛疲勞的對抗中敗下陣來，不知不覺閉上眼睛，安然入睡。

藥物治療必須在睡眠衛教的基礎上進行，並應遵循「個體化、小劑量、按需服用、間斷服用」的治療原則。長期使用大劑量的藥物改善睡眠，不僅治標不治本，還存在藥物依賴的風險。

治療失眠的常用藥物主要有以下幾類：

• 苯二氮平類。人們常提到的「安定」，特指這類藥物中的地西泮（按：商品名「安定片」），其他與之藥理性質相似的還有艾司唑侖和蘿拉西泮等。長期服用苯二氮平類藥物有藥物依賴的風險，所以最好是在短期內少量使用。對於患有睡眠障礙的老年患者，更應該減少此類藥物的使用，因為它們會造成老年人的記憶損害。

• 非苯二氮平類，包括唑匹可隆、艾司佐匹克隆、唑吡坦和扎來普隆。這類藥物副作用相對較小，是臨床中常用的催眠藥物，但患者長期服用，也容易出現運動不協調和認知障礙等不良反應。

• 鎮靜作用較強的抗憂鬱藥。這類藥物雖一般不作為睡眠障礙患者的首選，但它們在臨床中也發揮著重要的作用。部分睡眠障礙患者往往伴有憂鬱或焦慮情緒，針對這樣的患者，選用鎮靜性強的抗憂鬱藥往往可以發揮一舉兩得的作用。

• 褪黑激素類藥物。褪黑激素其實是人腦松果體產生的一種光信號激素，在人體內分泌調節中發揮多種作用，其中被大家所熟知的就是調節睡眠規律。市面上許多保健品的主要有效成分就是褪黑激素。

針對部分因缺乏褪黑激素而出現睡眠障礙的患者，短期內適當的補充褪黑激素，的確可以改善睡眠。但長期大劑量服用，會引起一些嚴重不良反應，且市場上可以隨意買到的褪黑激素，也並非治療性處方藥物，僅具有一些保健作用，所以並不推薦患者在沒有醫生的指導下，擅自使用相關產品。

其實，讓睡眠障礙患者在短期內睡個好覺是很簡單的，但如何讓患者睡得健康，就需要醫患之間的默契合作。

睡眠就像從手心淌過的流沙，你握得越緊，它流失得越快。所以，與其這樣求而不得，倒不如一笑了之。不熬夜、不糾結、講求衛教、講策略，就是睡好覺的祕訣，你學會了嗎？

第十二章

都是減肥惹的禍？進食障礙

「昔者楚靈王好士細要，故靈王之臣皆以一飯為節，脅息然後帶，扶牆然後起。比期年，朝有黧黑之色。」

這段話翻譯成白話文就是：從前，楚靈王喜歡臣子有纖細的腰身，臣子就每天只吃一頓飯來保持身材。他們每天穿衣服前都要先屏住呼吸，再綁緊腰帶；起身時要扶著牆壁才能站起來。一年後，滿朝大臣的臉色都變得黧黑。這就是「楚王好細腰，宮中多餓死」的由來。

其實，何止楚國，在源遠流長的中華文化中，除了唐朝這樣個別以豐滿為美的朝代，大多數時期還是以瘦為美。楚靈王時期的大臣也許是有被記載的、最早一批深受減肥之苦的人吧！

時至今日，以瘦為美的風潮依然在社會中占據主流，尤其對於女孩來說，減肥幾乎成了她們的必修課。更有一些思想極端的女孩，為了擁有「反手摸肚臍」、「鎖骨放硬幣」的完美身材，想盡各種辦法，甚至不惜以身體健康為代價。

輝雅是一位正在讀大二的女生，不僅長得漂亮，而且學習成績優異，一直是同學眼中的焦點。在半年前的一次同學聚會上，一位同學隨口對輝雅說了一句：「妳要是再瘦一點的話，肯定能成為校花！」誰知說者無心，聽者有意，輝雅對同學的這句玩笑話十分介意，回到宿舍後就開始反覆端詳鏡子裡的自己，然後得出了一個結論：自己確實比較胖，距離理想中的完美身材還差了許多。

從那時開始，輝雅對自己的身材產生了焦慮，並開始自己的減肥計畫。為了限制熱量攝入，輝雅開始不吃早飯，午飯和晚飯也盡可能的少吃。一段時間後，輝雅確實比之前瘦了一些，絕對算得上標準的苗條身材了，但輝雅自己不這麼認為，她始終對自己的身材不滿意，總是想盡辦法讓自己變得更瘦一點。加上受「以瘦為美」的社會風氣影響，輝雅減肥的決心日益堅定，行為也逐漸變得極端。一旦發現自己的體重增加，哪怕只是增加一點點，輝雅就會變得異常焦躁。然而，她開始透過暴飲暴食來緩解這種不安，經常一次性吃掉平時幾天才能吃完的食物。

暴飲暴食只能讓輝雅得到片刻的放鬆，隨之而來的是無盡的內疚和悔恨。她的內心極度矛盾，一邊為自己無法拒絕美食的誘惑而自責，一邊又暗自享受著進食與嘔吐帶來的快感。

長期在減肥觀念籠罩下，輝雅已經對食物產生了一種錯誤的認知，她認為任何食物，哪怕是水，只要進入體內就會轉變成讓自己變胖的脂肪。於是，為了不變胖，輝雅在每次暴飲暴食後，都悄悄的去廁所，用手指摳喉嚨的方式催吐，這樣既滿足了她吃東西的欲望，又可以避免食物轉變為脂肪，看起來真是一個兩全其美的「好辦法」。

可時間一長，這個方法就不再有效了。輝雅突然發現，自己用手指摳喉嚨時，不再像之前那樣有噁心嘔吐感，需要用筷子等較長的物體刺激喉嚨的更深處，才能達到催吐的效果。而且，輝雅的身體也變得越來越虛弱，體重直線下降，還經常無緣無故的頭暈，手背也在與牙齒的常年摩擦中留下了多處疤痕。但這些並沒有讓輝雅的減肥信念產生絲毫動搖，反而促使她採取了一個更瘋狂的舉動——加入「仙女」群，使用「仙女管」催吐減肥。

靠催吐減肥的「仙女」

「仙女管」這個名字聽起來很美好，其實就是一根長約半公尺的普通中空軟管。將這根軟管從口中緩緩插入，直達胃部，透過軟管對胃部的刺激引起食物逆流，就能把吃下去的食物再吐出來。

這個看似健康的減肥捷徑，其實是違反生理的行為，因為人的食道本來是單向的，這樣可以保證吃下去的食物順利到達胃部。而嘔吐行為本身是一種保護機制，可以在緊急時刻讓有害的食物排出體外，如果長期強行透過外力誘發嘔吐行為，勢必會對身體產生許多危害。

想必有過嘔吐經歷的人都知道，嘔吐這種體驗十分難受，因為和食物一起吐出來的還有胃酸。胃酸是一種刺激性很強的酸性液體，能殺死食物中的大部分微生物。在和食物一起逆流的過程中，胃酸會灼傷食道，嚴重者會出現潰瘍和穿孔。當胃酸接觸到聲帶和牙齒時，也會腐蝕它們，進而出現慢性聲帶炎和牙齒損傷。

除此之外，胃液中除了含有胃酸，還有鉀、鈉、氯等電解質，這些物質都是維持生命個體正常運轉的重要組成，催吐會造成這些電解質失衡，嚴重者會影響心臟等重要器官的功能。

許多不良商家抓住了女孩迫切減肥的心理，將催吐管粉飾成「仙女管」來錯誤引導，還利用「一個月瘦十斤（按：約等於五公斤）不是夢」、「女孩要麼瘦，要麼死」等話術來宣傳，吸引對減肥有錯誤執念的女孩購買。

其實，以輝雅為代表的「仙女」，得的是名叫神經性暴食症的進食障礙（Eating

Disorder），屬於一種精神疾病。這種疾病好發於對體重過分關注的年輕女孩，主要表現為反覆發作和無法抗拒的暴飲暴食及減重行為。

神經性暴食症的患者都存在一種對身材的超價觀念。所謂超價觀念，就是被某種強烈情緒所影響，並在意識中占主導地位的觀念。「超」是「超過」的意思，「價」是「價值」的意思，也可以將超價觀念理解為超過實際價值的病態觀念。比如，一個人每天都要背著自己買的壓力鍋上班，就連睡覺都要把它放在床邊緊貼著自己，原因是他覺得這個鍋子特別好，十分擔心它被別人偷走。

誠然，這個壓力鍋確實不錯，但也不至於讓一個人痴迷至此，這背後的原因，就是患者對鍋子強烈的、不切實際的喜歡。人在這種強烈的情感體驗下，會對客觀事物做出錯誤的判斷，就有可能形成超價觀念。

暴飲暴食與催吐的惡性循環

神經性暴食症患者的超價觀念大都在焦慮、憂鬱情緒下形成，是一種過分擔心自己肥胖的不合理觀念。患者一開始通常透過多食（尤其是甜食）來緩解緊張、焦慮等不良情緒。這也是人體的一種自我保護機制，因為蛋糕等碳水化合物含量較高的甜食，可快速補充大腦所需的糖分，有穩定情緒的作用。另外，糖分會藉由刺激舌頭上的味蕾，促使大腦分泌多巴胺，讓人產生興奮、快樂的感覺。所以，甜食也被心理學家稱為「快樂食物」。

但攝入過量的糖和碳水化合物，勢必會影響到維持苗條身材，許多愛美女孩無法容忍。於是，患者整日在焦慮、憂鬱—暴飲暴食—催吐—焦慮、憂鬱之間徘徊，心情不好時就暴飲暴食，暴飲暴食後就後悔，後悔了就透過催吐擺脫罪惡感，吐完後心情又不好……在這個扭曲的過程中，食物的作用已不再是充飢，而是情緒的麻醉劑，讓患者又愛又恨，就像用鹽水止渴一樣，不喝就渴，喝了更渴。

要治療神經性暴食症，除了改善患者的營養和對症治療患者的軀體疾病，最核心的是糾正患者的超價觀念。

前面已經提到，超價觀念大都由焦慮、憂鬱等不良情緒導致，所以抗焦慮藥和抗憂鬱藥是治療此病的重要手段。在此基礎上，還需要透過心理治療，幫助患者擺脫其對體重的過分關注。

總體來看，神經性暴食症患者通常都是完美主義者。其實，追求完美並不是錯，但盲目追求完美就是一種不自信的表現。神經性暴食症患者總是渴望透過改變自己的身材，來獲得別人的認可，他們普遍認為自己不如別人，對別人的看法極度敏感，哪怕是別人口中一句無傷大雅的玩笑話，都有可能成為他們情緒崩潰的誘因。

心理治療師在治療過程中，要讓患者明白以下幾個道理：

第一，透過暴飲暴食緩解不良情緒的做法，無異於飲鴆止渴。不好的情緒確實需要發洩，但這個發洩途徑至關重要，不好的途徑往往導致不好的結果。**神經性暴食症患者出現暴飲暴食行為並不是因為餓，而是因為他們需要發洩**。心理治療師可以運用行為矯正療法，讓患者結合自己的實際情況，找到正確的情緒發洩途徑。每當患者有暴飲暴食的想法時，就及時提醒患者控制飲食，並帶領患者**從事其他活動來分散注意力，比如運動**。適當的運動不僅能促進多巴胺分泌、緩解焦慮、憂鬱情緒，更能幫助患者改善體質、增強自信。

第二，過分關注自己的身材無異於捨本逐末。雖說愛美之心人皆有之，良好的外在形象確實能讓別人更願意接近自己，但過度關注外在形象就容易迷失自我，而忽略人最重要的內在品行。

心理治療師要幫助患者形成正確的審美觀：一個人僅靠外貌吸引他人是不夠的，

個人魅力還是取決於內在品行。試問，一個品行端正、心地善良的人，怎麼能不給人帶來美的感受？「粗繒大布裹生涯，腹有詩書氣自華」說的就是這個道理。

第三，健康的身體才是一切的前提。心理治療師要和營養師一起幫患者制定健康的菜譜、規律的飲食計畫，並監督患者完成。如果患者在這個過程中強烈的抗拒，醫生也要盡力阻止患者食用高熱量、高脂肪的食品，提醒患者盡量食用健康食物，比如水果和蔬菜等。

第四，家長要善於識別孩子的不良情緒。神經性暴食症患者一般發病於青春期和成年初期。這個年齡階段的孩子，其情感體驗開始變得複雜化，加上他們涉世未深，尚無法理解許多社會現象，就更容易出現焦慮、憂鬱情緒。同時，他們的自我意識和獨立性變得更強，不再喜歡向家長傾訴，但他們的內心又渴望得到家長的幫助和關注。

如果家長沒有及時察覺他們的情感變化，他們就會感到無比失落：「既然我內心的苦悶你們觀察不到，那麼我就換一個你們能看到的。」於是，他們就可能把自己的身材作為向家長求助的藉口：「你看，我都這麼胖了，我很痛苦，你們快點來關心我。」

所以，家長要重視孩子的不良情緒，及時引導他們合理的表達情緒，並幫助他們找到情緒變化的原因，避免因不良情緒而產生超價觀念。

神經性厭食症：對食物感到厭惡

和小芳第一次見面時，雖正值盛夏，但小芳把自己包得嚴嚴實實：她穿著寬鬆的牛仔褲、肥大的衝鋒衣，戴著寬沿的遮陽帽和寬大的太陽眼鏡。加上小芳行動緩慢，語速低沉，我絲毫看不出這是一位二十三歲的年輕姑娘。

簡單寒暄幾句之後，小芳顫悠悠的坐在我對面的沙發上。她摘下帽子和太陽眼鏡，露出了稀疏的頭髮、深陷的眼窩和暗黃的皮膚。我遞給她一杯水，她下意識的伸手來接，於是寬大上衣的袖口裡，露出了瘦成皮包骨頭的手臂。我努力掩蓋住內心的驚訝，抓緊時間開始了本次諮詢。

從交談中我得知，小芳是一位舞蹈演員，因自幼學習舞蹈，小芳的父母嚴格的管理她的飲食和身材。小芳也很爭氣，經過刻苦的訓練，她的舞蹈越跳越好，身材也非常苗條。

可是誰也不曾想到，這樣一個前途無量的女孩的命運，竟然被兩年前的一節舞蹈課徹底改變了。據小芳自己回憶，那節舞蹈課其實並沒有什麼特別之處，舞蹈老師照例逐一糾正同學的各種錯誤動作，當輪到小芳時，老師隨口說了一句：「妳的腿應該再瘦點。」但就是這簡單的一句話，對小芳來說簡直就如同晴天霹靂一般，當晚讓她久久不能入睡。

「妳的腿應該再瘦點、妳的腿應該再瘦點……。」從那節舞蹈課起，這句話就反覆在小芳的腦海中出現，讓她的心情一直無法平復。於是，小芳開始了更加嚴格的身材管理計畫，尤其是針對雙腿。除了每天減少飲食，小芳還加大了腿部的運動量，並且堅持早晚兩次用軟尺測量自己的腿圍。一旦發現自己的腿圍減少，小芳就欣喜若狂，反之則悲痛欲絕。

久而久之，小芳對食物產生了厭惡感，經常每天只吃一些水果和蔬菜。她的體重也從一百零五斤（按：約等於五十二公斤）迅速下降到了七十斤（按：約等於三十五公斤），腿圍自然也小了許多。正當小芳為自己的減肥成功而高興時，她的身體卻出現了透支的情況，她開始經常性的頭暈、心慌、注意力不集中，連月經都變得不規律了。

小芳的父母一開始並沒在意，只是簡單的認為小芳可能只是因為壓力過大。直到有一天，小芳在走路時突然暈倒，這才引起了父母的重視，他們連忙把小芳送往醫院。在多位專家聯合會診後，小芳最終被診斷為「神經性厭食症」。

經過兩週的住院治療，小芳的軀體情況較前明顯改善，但她對食物的厭惡感仍然沒有絲毫改變，體重也沒有顯著增加。她的父母非常著急，這才逼小芳來看精神科醫生，於是就有了我和小芳初次見面時的場景。

「這種感覺就像是與魔鬼簽署了一份不可告人的協定，總有種邪惡的力量逼我拒絕食物，由不得我自己選擇。」小芳悲嘆自己的不幸。

「我們一起努力，看看能不能撕毀這份與魔鬼的協議。」看著骨瘦如柴的小芳，儘管從情感角度出發，我真的非常想治癒她，但理智告訴我還是不能把話說得太滿，畢竟神經性厭食症的治療，通常是一個漫長而艱難的過程。

神經性厭食症是一種進食障礙：透過刻意節制飲食，來控制並維持體重明顯低於正常標準，常見於年輕女孩。該病的核心症狀是，患者在認為自己過於肥胖和害怕體重增加的超價觀念下，採取絕食等極端措施，盲目追求苗條身材。這類患者常伴有營養不良和內分泌紊亂（如低血糖、停經等），嚴重者會出現多重器官衰竭而危及生命。

那麼問題來了，當我們在節食減肥過程中體重下降，如何判斷是正常節食減肥的成果，還是得了神經性厭食症所致？我們可以參考以下幾點來鑑別：

・神經性厭食症患者對自己的體重和身材的認知是歪曲的。儘管有些患者的身材已經非常苗條，甚至達到消瘦的程度，但他們仍堅持認為自己太胖。而正常節食減肥者一般不會有這種想法。

・神經性厭食症患者會出現神經內分泌改變，女孩可能出現閉經，男孩可能出現性功能減退，青春期前發病的患者會出現第二性徵發育延遲。而正常節食減肥者一般不會出現內分泌改變。

・神經性厭食症患者的體重大都嚴重偏離正常，常出現營養不良和代謝紊亂，且他們通常無視自身的健康狀況。而正常節食減肥者一般不會出現這種情況。

神經性厭食症的治療難度較大，完全治癒的可能性較小，治療原則與神經性暴食症差不多，一般以改善營養狀況為首要目標，同時配合藥物治療和心理治療，改變患者的超價觀念。但因為患者通常否認自己的問題，所以經常出現患者不配合治療的情況。

神經性暴食症和神經性厭食症是進食障礙的兩個不同臨床類型，兩者有相同點，也存在一些不同之處。我總結出下頁表格，幫助大家更容易理解這兩種精神疾病。

圖表 3　神經性暴食症與神經性厭食症的差別

疾病類型	對食物的態度	發病年齡	體重下降程度	自控力	求治意願
神經性暴食症	進食後會後悔，然後再催吐	較晚	較輕	較弱	較強
神經性厭食症	對節食這一行為引以為傲	較早	較重	較強	較弱

相同點：

- 兩者均找不到明確的致病原因，目前研究認為，兩者都是心理因素、生物學因素及社會文化因素等多方面綜合作用的結果。
- 兩者的核心症狀均是怕胖的超價觀念，都好發於青年女性。
- 兩者都會出現營養不良和內分泌代謝紊亂等症狀。
- 兩種疾病患者都可能出現催吐行為。
- 兩者的治療都比較困難，需要長期藥物治療和心理治療。

患者的家屬要學會理解患者的感受，不要將這種精神疾病簡單認為是「不好好吃飯」。家屬要學會換位思考，其實，進食障礙患者從鏡子中看到的自己，真的與別人眼中的自己差別很大。

作為患者的家屬，首先要相信患者對自身外貌的歪曲評價是真實存在，然後要幫助患者樹立正確的價值觀，引導患者對身材有正確的認識，不刻意追求「骨感美」，試著做一個健康自信的人。除此之外，盡量和患者一起養成良好的進食習慣：不偏食、不挑食，飢餓時才進食，吃飽了就停止進食，不要過度進食。

最後，解鈴還須繫鈴人，心病還得心藥醫。要解決不良情緒，不要寄希望於炸雞和可樂，遇到解不開的心理難題，十分有必要及時到專業醫院就診。

第十三章

勉強自己迎合別人，討好型人格

「您能不能耐心聽完我的故事？謝謝您了。」這是小倩見到我說出的第一句話，客氣得讓我有點不好意思。

「醫生，我現在真的挺矛盾的，我覺得自己快要崩潰了。」儘管小倩的心情十分糟糕，但她臉上依然掛著專業的微笑。

「妳想說什麼就說什麼，我會盡量幫助妳。」職業本能告訴我，眼前這個文質彬彬的女孩可能有一些難言之隱，所以我嘗試著拉近與小倩的心理距離。

「我男朋友不喜歡我，我為他做了很多，但他就是不喜歡我，我不知道如何挽留他。對不起，醫生，我不應該這樣，但我控制不住……。」說著，小倩忍不住用手捂住臉，邊哭邊對我道歉。

我馬上遞給她一包紙巾，並安慰道：「在這裡想哭就哭，不用道歉，妳沒有做錯任何事。」

小倩仍抽泣不止，但直覺告訴我，她已經開始初步信任我了，趁著她擦拭眼淚的時間，我仔細打量起這個女孩：乾淨俐落的短髮，搭配著中性的方格西裝，透露出職場女性的幹練，只是略微發黑的眼圈在白皙膚色的襯托下顯得格外突出，可見她近期的睡眠有些問題。

「對不起，醫生，十分抱歉。」小倩擦完眼淚，一個勁的向我道歉。

她接著向我傾訴，她今年三十二歲，是一家公司的職員，與比自己小一歲的男朋友交往已經快兩年了。眼看自己的年齡越來越大，她特別希望能與男朋友儘早結婚，但男朋友對她的態度飄忽不定，每次只要談及婚姻問題，他就閃爍其詞。

小倩一開始以為是自己對男朋友不夠好，讓他對婚後的生活缺乏信心，所以想盡辦法迎合他的各項需求：知道男朋友喜歡打籃球，小倩就用平時省吃儉用存下來的錢幫他買名牌籃球鞋；知道男朋友平時不愛做家務，小倩就放下女孩的矜持，主動搬到他的住處，照顧他平時的飲食起居。儘管如此，小倩的痴心還是沒能換來男朋友的情深，他竟然以小倩生理期無法滿足自己為由，與別的女孩糾纏在一起。

「他都這樣了，妳還有什麼可留戀的？」我有點聽不下去了，打斷了小倩。

「我年齡大了，不想分手，他比我年輕，而且賺的也比我多，我能找到這樣的男朋友其實已經挺知足的了。只要他能回頭，能有所收斂，我還是能接受，畢竟我還是喜歡他。我只是不明白為什麼我對他那麼好，他卻這麼對我。」小倩的臉上寫滿了失落和憂傷。

「即便妳不想分手，難道妳就沒想過和他大吵一架？或打他一頓出出氣也好啊！畢竟是他背叛妳。」我問小倩。

「其實很多時候想到這些事，我也挺生氣的，但我這人就像天生與吵架、打架這種事絕緣一樣。別說自己與別人吵架了，就連在大街上看到別人吵架，我也會躲得遠遠的。平常在公司我也是如此，您要是有時間，能聽我多說一會兒嗎？」小倩的情緒平靜了很多，臉上再次露出了微笑。

「當然可以，妳隨意說，我的工作就是出租我這兩隻耳朵。」我嘗試著讓談話的氣氛輕鬆一些，可以讓小倩不那麼拘謹。

「其實我來這個公司已經好多年了，也算是老員工，您別看我平時總是笑咪咪的，其實這幾年我過得並不開心，始終有種無法融入集體的感覺。我是一個特別不喜歡計較的人，所以辦公室的快遞基本上都是我去拿，哪個同事想換班也都找我，年終的優秀名額我也不喜歡去爭，公司有好的專案我也經常讓給別人去做。但公司每次升職加薪都輪不到我，我還是會有些委屈，可換一個角度想想，大家每天能高高興興的在一起工作，不用你爭我奪的，也就釋然了。」小倩說道。

「妳就真的喜歡這種生活方式嗎？」我反問道。

「其實也不是，但我總感覺別人開一次口不容易，我也不好意思拒絕別人，所以能幫的我就盡量幫了。最讓我不舒服的一件事發生在去年公司的年會上，我抽獎抽中了現金一千元，辦公室的同事非讓我請客吃飯，說是幫我慶祝。我本來不想答應，但害怕掃了大家的興致，就硬著頭皮答應了下來，結果吃飯花了一千兩百元，自己反而倒貼了兩百元。」小倩有些無奈。

「那妳現在需要怎麼樣的幫助？」我繼續問道。

「我就是想知道，為什麼我對別人的付出，換不來別人同樣的以誠相待？」

小倩的問題從表面上看，是一個簡單的、關於人際交往和戀愛的問題，但隱藏在這個問題背後的本質發人深省。

現在回想一下，你在工作、生活中是否存在與小倩類似的情形？

別人找你幫忙，你有沒有曾經內心明明很抗拒，但還是不好意思拒絕？

你有沒有過因為害怕別人不高興，而把自己的想法憋在心裡？

你有沒有過不管孰對孰錯，只要與別人發生爭執，就先向對方道歉？

只要公司裡有件事情沒有人願意去做，最後就一定由你來完成？

你有沒有過為了挽留一段單方面付出的關係，而持續消耗自己？

性格決定命運

如果以上情況在你身上發生過，你有沒有試著問一下自己：為什麼是你？為什麼每次都是你？為什麼最先妥協的那個人是你？為什麼付出了但得不到回報的人是你？

其實，你不必覺得委屈，這些事情真的不是一定要你去做，這些情況也真的不是別人強加於你，都是潛伏於你內心中的討好型人格（People Pleaser）導致。所以，不要埋怨為什麼你在戀愛中遇到的都是渣男或渣女，也不要糾結為什麼每次升職加薪的不是你，如果不及時做出改變，那麼下一次公司裡順手倒垃圾的人還是你，無緣無故背黑鍋的也是你，戀愛中不被珍惜的還是你……。

有句話叫「性格決定命運」，指一個人的性格會影響一個人的思維模式，而一個人的思維模式又會影響一個人的行為方式，一個人的行為方式必將在很大程度上，影響這個人的人生軌跡和別人對他的看法。儘管小倩面對的痛苦和困惑，不能完全歸結為咎由自取，但也確實與她的討好型人格離不開關係。

討好型人格是一種違背自己意願而取悅別人的不健康行為和認知模式，往往形成於一個人的童年時期。儘管它在嚴重程度上達不到人格障礙的地步，也不屬於精神疾病的範疇，但這種心理問題有可能毀掉一個人的一生。

討好型人格通常表現為以下特徵：

1.敏感和壓抑：這兩個詞分別展現了具有討好型人格的人，對待外界和自己的態度——對外部環境敏感，對自己壓抑。

由於敏感的性格特點，他們極度在意別人對自己的評價，時刻關注著周圍環境的細小變化，生怕因為自己不小心的失誤，而引起別人的不開心或氣氛的不和諧。因此，他們時時刻刻接收著大量的非必要資訊，而在面對和處理這些資訊時，他們又不敢真實的表達自己的看法，經常順從別人的意見和決定，把自己偽裝成別人喜歡的樣子。

他們總是試圖用壓抑和犧牲自己的方式，避免與周圍環境發生任何衝突，在不敢對外界提出要求的同時，也不願意拒絕外界的要求，頗有點「盡自己之全力，結周邊之歡心」的「大度」。

前面提到的主角小倩，在敏銳的發現同事可能會因為自己不請客吃飯而不高興的時候，及時提出了放棄自己的利益來滿足大家的解決方案，將一場不愉快扼殺在萌芽中。但這顯然不是解決問題的辦法，小倩的壓抑換來的，只是同事們的得寸進尺和自己的遍體鱗傷。

2.缺乏原則和底線：討好型人格的人做事缺乏原則，做人缺乏底線。他們在人際交往過程中，永遠是一副討好他人的姿態，對別人的事義無反顧、無條件的付出，對自己的事卻畏首畏尾、瞻前顧後。他們做人也是如此，守不住自己的底線。他們通常不會得到同情和支持，反而會成為周圍人的笑柄，似乎任何人都可以隨時闖入他們的心理禁區去發洩一番，然後再瀟灑的離開。

「忠於彼此」應該是情侶之間交往的基本底線，但具有討好型人格特點的小倩在發現男朋友背叛自己的時候，竟選擇無條件的原諒他。即便男朋友以讓人無法接受的藉口來搪塞小倩，小倩也沒有追究，而是默默承受這些傷害，並期盼男朋友回心轉意。

3.只知付出，不圖回報：討好型人格的人通常都很善良，而且脾氣很好，常會不計成本的幫助他人，是出名的「老好人」。而且，他們在付出的同時，還不渴望得到對方的回報，經常被別人對自己的一點回饋感動得一塌糊塗。

這種情況是不是有點像「戀愛腦」？「戀愛腦」的人不正是因為太在乎對方，所以才會在戀愛過程中做出一些失去自我、單方面投入的行為嗎？「戀愛腦」的人在戀愛中總是做出自我犧牲式的付出，想盡辦法滿足對方的一切需求。儘管在旁人眼中，他們愛得很卑微，甚至有些讓人心疼，但他們樂在其中，無法自拔。究其原因，「戀愛腦」在本質上，就是討好型人格的一種外在表現。

小倩就是這麼一位「戀愛腦」女孩，她能清楚的記得男朋友喜歡的籃球鞋、為了照顧男朋友而主動搬進他的住所。哪怕男朋友自始至終都沒有給自己一個承諾，她也在持續不斷的付出，可想而知，她在這場感情裡有多麼卑微。

具有討好型人格的人通常會活得很累，因為他們總是要勉強自己去迎合他人。儘管他們心中也有很多想法，但總會為了迎合別人而違背自己的意願。他們希望透過自己的付出讓所有人喜歡自己，但連自己都不喜歡的人，怎麼能獲得別人的喜歡？於是，他們很容易陷入「討好—得不到回報—更努力的討好—身心憔悴」的惡性循環。

如果我們仔細觀察身邊具有討好型人格特點的人，就不難發現，儘管他們呈現出來的，都是以放棄自我和取悅他人為特點的表面現象，但深層的動機各有不同。主要分為以下三種：

1.思維主導型：這一類型人群討好他人的內在動機是錯誤的定勢思維。他們堅定的認為應該讓周圍每個人都喜歡上自己，一旦沒有得到大眾的普遍認可，他們就堅信一定是自己在某些方面出了問題。為了達到取悅眾人的目的，他們會把更為嚴格的規範和近乎完美的期待強加給自己。

2.行為主導型：這一類型的人討好他人的內在動機是錯誤的行為習慣。他們習慣性的不拒絕他人的要求，哪怕這個要求並不合理，或超出了自己的能力範圍，他們也會習慣性的先答應下來，然後即便疲於應對，他們也會竭盡全力的完成，比做自己的事都用心。

3.情感主導型：這一類型人群討好他人的內在動機是錯誤的情感需求。他們害怕外部環境的衝突給自己帶來不安，所以總是把自己情感穩定性的主動權交給外部環境。

久而久之，為了把與周圍人發生衝突的風險降至最低，他們變得膽小懦弱，不敢發表自己的意見，最終把自己變成了他人的附庸。

對於絕大部分具有討好型人格特質的人來說，思維、行為、情感這三個因素之間的關係就像三角形的內角和，其中某一個角大一些，就意味著其他兩個角的和小一些。三者牽一髮而動全身，在這三個因素中，總有一個因素對個體討好型人格的形成發揮了主要作用。

學會拒絕

如果你是一位和小倩一樣具有討好型人格特點的人，也想改變，那麼可以參考以下方法。

1. 無條件的愛自己：無條件的愛，是相對於有條件的愛而言，而有條件的愛在人本主義理論裡，屬於建立在他人評價基礎上的價值條件。按照這個理論，剛出生的嬰兒是沒有自我概念的，只有當他與周圍的環境發生相互作用後，他才逐漸學會把自己和外界區分開，這個區分的過程就是自我概念形成的過程。

當自我的概念形成後，他就會評估在自己與周圍環境相互作用中產生的經驗，從而做出選擇：追求讓自己快樂的經驗，躲避讓自己痛苦的經驗。

而在所有讓自己快樂的經驗中，有一種是受到他人認可的快樂體驗，而自己是否能感受到這種受到他人認可的體驗，又完全取決於他人。只有當自己的言行符合他人的要求時，他人才會給予認可，所以說這種認可是有條件的，這些條件往往代表他人和社會的價值觀，人本主義學派將這種條件稱為價值條件。

我們為了追求這種被認可帶來的快樂，就會不斷的透過改變自己的言行，去迎合他人和社會的價值觀，從而在潛移默化中，將本來屬於他人和社會的價值觀內化成自我概念的一部分。這也是部分人對別人的評價特別敏感的理論基礎。

舉個例子來說明一下這個相對複雜的過程：我們早期的快樂主要來自吃喝玩樂的經驗，但在成長的過程中，為了追求被他人認可所帶來的快樂體驗，就不得不透過「滿足他人的要求」來獲得他人的認可，因此「滿足他人的要求」就逐漸的成了價值條件，成為我們自我概念中新的一部分。久而久之，我們被迫放棄以原本自我為標準的自我評價，轉而變成以新內化的那部分標準去評價自我。於是，快樂的獲得由「吃喝玩樂」變成了「滿足他人的要求」。

無條件的愛自己就是要擺脫價值條件的束縛，接納一個不完美的自己，讓自己的行為遵循內心的感受，而不是讓自己成為他人的「傀儡」。

2.學會拒絕別人：幫助別人能展現出一個人的品行，而拒絕別人能夠展現出一個人的自信。討好型人格的人需要不斷強化「自己同樣很重要」的觀念，在對待別人提出的不合理或不符合自身利益的要求時，就應該大膽的說「不」，而不是只顧滿足別人而放棄自我。

當對方向你提出過分要求時，你可以嘗試適當推遲回覆的時間。這麼做有兩個目的，一是可以留給自己更多的時間來權衡利弊，二是留給對方時間來反思這個要求是否合理。

如果你不會組織拒絕的語言，那麼可以套用以下這個萬能公式：**道歉＋自己忙於其他事＋客觀條件限制**。假如小倩的同事再要求她請客吃飯，小倩就可以大大方方的說：「真是對不起，我今晚要回家寫報告，明天一早經理要用。」多用幾次，同事也就不會再「招惹」小倩了。

3. 適當的示弱：就算你真的想快速和另一個人搞好關係，那麼最簡單的辦法也不是去討好對方，而是**適當的示弱**。示弱在很多人眼裡是一種無能和窩囊的表現，所以他們在遇到困難時寧願逞強死扛，也不願意主動尋求別人的幫助。實際上恰恰相反，適當的示弱更能彰顯出一個人的真實和自信。

示弱的過程本質上就是一個自我暴露缺點和無知的過程，哪怕你不是真的弱，但這種坦蕩的態度容易讓對方感覺到真誠和勇敢，對方也更願意和你做朋友。其實，人們更傾向於對示弱的自己做出負面消極的評價，而對示弱的他人做出正面積極的評價，這在心理學上被稱為「美麗的混亂效應」。

現在回想一下，之前遇到向你尋求幫助的朋友時，你內心是覺得他很無能，還是覺得他很坦誠？我想大概是後者。其實，人與人之間的關係就是在一次一次的互相麻煩中逐漸親密起來，所以如果你真的想「討好」一個人，就從讓他幫你一個小忙開始吧！

第十四章

放不下的手機，戒不掉的網癮

二〇一九年，**世界衛生組織正式把沉迷於網路遊戲或電視遊戲、妨礙日常生活的遊戲成癮認定為新的精神疾病**。遊戲成癮作為成癮行為所致障礙的一種，正式列入了《國際疾病分類》。至此，「網路成癮（網癮）是不是精神疾病」這飽受爭議的話題，終於塵埃落定。

所謂遊戲障礙（Gaming Disorder），就是以失控性遊戲行為和社會功能損害為主要表現的行為模式。

正在讀高二的東東是一名遊戲障礙患者，每天將近十五個小時的遊戲時間，幾乎占據了他生活的全部。在近一年多的時間裡，東東不上學、不出門、不洗澡、不理髮，更不和別人說話，餓了就點外送，睏了就趴在桌子上休息。

只要有人阻止東東上網，他就發脾氣，還以自殺來威脅。家人只要提到和上學有關的事，他就表現出一副身上各種難受的樣子，但他也從來不去醫院就診，只要能玩遊戲，什麼難受就都好了。

我沒有見過東東，因為東東拒絕來醫院，拒絕承認自己有問題。我只能從東東父母的描述中，「腦補」出東東的日常生活狀態：在一間燈光昏暗的臥室裡，一個蓬頭垢面、戴著眼鏡的少年佝僂著身子，聚精會神的盯著電腦螢幕，床上是凌亂的髒被子和舊衣服，地板上是各種外送餐盒，房間裡充斥著從遊戲裡傳出的陣陣喊殺聲，房間外是滿面愁容的父母。

近些年，媒體時不時會有關於青少年因沉迷網路遊戲而退學的報導。與此同時，也有一些少年在被家長強制送到非法戒網路成癮機構後被虐待，我們在譴責這些家長無知的同時，也應該體諒他們的不易——家長對這些少年是真的沒有辦法。網路遊戲一時成了許多家長眼中的洪水猛獸，成了讓他們的孩子變壞的罪魁禍首，某些家長甚至組織起來要起訴網路遊戲公司。

獎賞效應：沉迷網路的原因

網路遊戲的好壞利弊不是本書要討論的重點。我們不妨大膽假設一下：如果沒有網路遊戲，青少年就能安心學習嗎？依我看未必，在幾十年前網路沒有普及的情況下，青少年根本無法接觸到網路遊戲，但他們一樣會沉迷於打撞球、到錄影廳（按：流行於中國一九八〇年代）或看武俠小說。如果這還不能說明問題，我們不妨讓時間再後退一些，就算穿越到清朝，提籠架鳥的紈褲子弟，也不可能乖乖學習四書五經。

所以，「網癮」這個詞應該分開來理解，「網」只是一個時代的產物，不同時代有不同形式的「網」，但「癮」的性質是不變的。網路成癮與毒癮、酒癮等其他成癮行為的機制一樣，與腦內多巴胺的釋放有關。多巴胺被科學家稱為「快樂激素」，會讓人產生欣快感和滿足感。大腦在感受到欣快刺激的同時也會發送「獎賞」信號，透過強化刺激來促使更多的多巴胺分泌，這一過程被稱為「獎賞效應」。

相對於成人，青少年的大腦在接受欣快刺激後更容易釋放多巴胺，因此青少年更容易出現「獎賞效應」，也更容易形成遊戲成癮。

以上是從生理角度，解釋青少年的「網路成癮」行為形成的過程，如果從發展心理學的角度分析，網路成癮少年深層的心理問題與延遲滿足密切相關。

延遲滿足是指個體為了長遠的更大利益，而放棄即時滿足的心理學現象。史丹佛大學的沃爾特・米歇爾（Walter Mischel）教授曾針對延遲滿足現象，做過一個經典的「棉花糖實驗」，實驗中的小朋友每人都會得到一塊棉花糖，他們可以選擇馬上吃掉，但如果能等待一段時間再吃掉，就可以得到兩塊棉花糖。

實驗人員記錄下這些小朋友的選擇，若干年後再次聯繫到他們，結果發現當年選擇等待的小朋友，比沒有選擇等待的小朋友更加優秀。這個實驗充分說明了延遲滿足對於個人發展的重要性。

順著這個思路走下去，我們就不難理解東東因迷戀網路遊戲而放棄學業的原因了。網路遊戲帶給東東的是即時滿足，玩十分鐘的遊戲就能收穫十分鐘的快樂，累計玩一個月遊戲的玩家的遊戲級別，必然比玩十分鐘的玩家高，就算在一次遊戲中出現了挫敗感，也可以很快的從下一局遊戲中「扳」回來。

簡單來說，遊戲的魅力就在於投入和產出幾乎成正比，只要投入了時間和精力，就一定會從遊戲中得到等價的快樂，投入越多，則收穫越多，反之亦然。

而學習這件事情，與遊戲恰恰相反。就算你努力學習了一整個學期，期末考試還是有可能成績下滑，你不僅得不到滿足，反而增加了痛苦。但如果能堅持下去，透過十年寒窗換來的金榜題名可以讓你終身受益，遊戲則無法給予這種高級的滿足感。

同樣是滿足感，其實有低級和高級之分，低級的滿足感透過放縱即可簡單獲得，比如喝酒和逛街。而高級的滿足感需要自律才能艱難獲得，比如讀書和健身。低級的滿足感在獲得後往往伴隨著空虛，而高級滿足感在獲得後卻能回味無窮。比如，你在酩酊大醉後一覺醒來，喝酒時的高談闊論已無人關注，只留下疲憊的身軀，你是否會感覺到空虛和寂寞？能取得成就的人通常善於控制低級的滿足感，並努力追求高級的滿足感，而延遲滿足困難的人往往只看到眼前的蠅頭小利，追求即刻的快感，而放棄長遠的更大收穫，「今朝有酒今朝醉」就是這部分人的座右銘。

網路成癮的少年見得多了，我就經常會想，假如我們把學習轉換成一種遊戲，學生學習十分鐘就轉換為相應的玩家等級，讓學生及時看到排名提高，那麼大部分學生可能會喜歡上學習這件事吧？但遺憾的是，學習不是遊戲，提高學習成績的過程經常伴隨著痛苦和忍耐，需要長期的自律，而這正是延遲滿足困難者所不能接受的。

說到這，你有沒有覺得健身這件事也跟學習差不多？就像每個人都羨慕「學霸」的考試成績一樣，幾乎每個人也都羨慕長在別人身上的「馬甲線」和八塊腹肌。但捫心自問一下，自己花錢辦的健身卡，是不是直到過期也沒有用過幾次？是不是每次面對美食誘惑的時候，都能找到妥協的理由？

小到個人的發展，大到社會的建設，其實都是一個延遲滿足的過程，比如，中國現在每年都會有幾個月的休漁期，這段時間內禁止捕撈活動，目的就是給魚類留出足夠的繁殖和生長時間。如果不加限制，放任漁民隨意捕撈，那麼捕撈上來的魚就會越來越小、越來越少。這幾個月的休漁期其實就是滿足的延遲期，只有做到延遲滿足，才能保證可持續發展。

綜上所述，我們可以得出一個結論：即時滿足是容易獲得的，是短暫的，是低級的；而延遲滿足是透過長時間的自律獲得的，是影響深遠的，是高級的。

根據精神分析學派創始人佛洛伊德的人格結構理論，人格結構由「本我」、「自我」和「超我」三個部分組成。「本我」是原始的我，包含一切本能衝動和原始欲望，它始終遵循「快樂原則」，不受一切道德和規則的約束；「超我」是道德化的我，是內化道德規範和社會文明後形成，主要作用是約束自己的行為，它的特點是追求完美，始終遵循「道德原則」；「自我」是現實中的我，既要滿足「本我」欲望的釋放，又要被「超我」的道德原則所約束，始終遵循「現實原則」，因此「自我」可以理解為「本我」和「超我」在衝突下的產物。

利用好「本我」和「超我」來實現「自我」，是教育的最終目的。比如，面對一位具有暴力傾向、以打架為樂的孩子，與其放任他自生自滅，倒不如把他訓練成一名散打運動員，讓他在規則的限制下釋放原始衝動，既能讓他找到自己的價值，又可減少社會上的不穩定因素。我們經常說的「天分」，其實很大程度上包含於「本我」中。

以下結合佛洛伊德的人格結構理論來分析東東：「本我」是透過網路遊戲得到快樂，「超我」是拒絕網路遊戲、努力學習，而「自我」是在不耽誤學業的情況下適度玩網路遊戲。從中我們不難發現，「本我」代表人性，追求即時滿足；「超我」代表自律，追求延遲滿足；「自我」代表妥協，追求在「超我」的限制內，選擇適當的方式滿足「本我」的需求。

「本我」的力量非常強大，是個體內在驅動力的來源，它包含原始非理性的欲望和衝動，往往是個體無法擺脫的，所以完全戰勝「本我」是極其困難的，因為這是一個反人性的過程。

「超我」是可望而不可即的，盲目追求「超我」也沒有必要。現實中的我們，時時刻刻向現實妥協，我們大部分人生活的追求，還是在不違反法律和道德的前提下，獲得物質和精神層面的滿足。如果一味的按照「聖人」的標準來要求自己，很可能體會不到生活的樂趣，最終必將走向另一個極端。

所以，我告訴東東的母親：「玩遊戲沒有錯，他玩的那款遊戲我也很喜歡，把東東帶過來，我要跟他請教一些問題。」從東東母親驚訝的表情中，我可以感覺到她對我說的話十分懷疑，但是我相信東東能過來，因為東東現在缺少的是理解和共情。

設置延遲滿足計畫

果然，在幾天後一個風和日麗的中午，東東睡眼惺忪的坐在我的對面，十分憔悴，一副大病初癒的樣子。

「大夫，這孩子幾個月沒出門了，今天好不容易出來，你快點給他疏導疏導……。」東東的母親把我當成了最後一根救命稻草。

「妳先出去吧，讓我和東東單獨坐會兒。」說話間，我透過餘光敏銳的察覺到東東皺眉的表情。可想而知，母親平時的說教，給東東帶來的大都是煩躁和厭惡。

母親十分不安的離開了診室，順手關上了門。我知道她會像大多數焦慮的母親一樣，把耳朵貼在外面的門上偷聽我和東東的談話。

「你說喜歡玩遊戲是病嗎？如果喜歡玩遊戲是病的話，喜歡健身和喜歡看書的人也是病人嘍？」母親暫時離開，果然讓東東放鬆了很多，他竟主動向我提出了問題。其實，透過他今天能來醫院的表現，我就基本可以斷定東東並不是「無藥可救」，他只是缺少理解和引導。

「這個不能一概而論，我們判斷一個行為屬不屬於疾病，除了看它是否影響個體的社會功能，還要看它是否給自己和他人帶來痛苦。健身和讀書雖然是比網路遊戲更健康的活動項目，但如果超出一定範圍，比如，因為健身和讀書而放棄社交和工作，也算是心理問題，也須干預。」

「可是遊戲帶給我的是快樂，不是痛苦，我喜歡這種感覺，這樣就可以說明不是問題了吧？」東東瞬間來了精神，眼睛裡也有了光亮。

「短期來看，遊戲是會給人帶來滿足感，我也在玩你玩的這款遊戲，你玩得比我好，級別比我高。但我們把目光放長遠一些，幾年後這款遊戲註定要被淘汰，就像幾年前流行的遊戲一樣，到時候你除了一個登入不上的帳號外，什麼也留不下。你現在投入的所有成本都會被清零，那時你還會快樂嗎？如果你能利用這幾年掌握一項技能，看似失去了短期的快樂，換來的卻是一生的受用。」

「不對，你說的不對，一些遊戲都成了世界級的比賽項目，還有很多職業電競選手，他們不需要學歷，一樣能成為世界冠軍，這種把興趣和工作合二為一的生活方式難道不好嗎？」東東仍在反駁。

「職業電競選手需要極好的天分，這種工作的慘烈程度絕對可以用『千軍萬馬過獨木橋』來形容，你覺得你會是那個幸運兒嗎？」

「可是勤能補拙啊！我喜歡玩遊戲，遊戲帶給了我熱情，我願意為了遊戲努力，誰年輕時沒有瘋狂過？這難道不是青春該有的樣子嗎？」很明顯，東東對努力和青春存在著錯誤的認知。

「你現在之所以會體驗到遊戲的快樂，是因為你是在沒有任務和考核的情況下去玩。而職業電競選手每天要進行大量重複、枯燥的專項訓練，還會被分配考核任務，要在一段時間內完成既定的目標。每一個遊戲都有一個流行週期，如果你在這個週期裡做不出成績，那麼你就會伴隨著遊戲的淘汰而被淘汰，然後再重新開始接觸一個新遊戲，沒有好成績又再被淘汰，如此循環往復，你或許永無出頭之日，也賺不到任何獎金。試問，你每天帶著壓力去玩遊戲，你還會快樂嗎？」

東東終於不再「狡辯」，若有所思的低下了頭。

東東存在的最大的認知錯誤，就是只看到經過某種篩選後而產生的結果，忽略了在篩選過程中那些被篩選掉的關鍵資訊。心理學上把這種現象，稱為「倖存者偏差」。

第二次世界大戰時期，美軍試圖以作戰後返回飛機上的彈痕位置為參考，來加強戰機的防護，許多人提出要按照機身上哪裡的彈痕多就加強哪裡的原則，有針對性的改裝。但統計學家亞伯拉罕・沃德（Abraham Wald）堅決反對這個方案，他提出，應該加強機身上彈痕少甚至沒有彈痕的位置的防護，因為統計樣本針對的是能返回的戰機，機身某些位置上的彈痕較多，恰恰說明了這些位置雖被多次擊中，但仍不影響戰機的安全返回，所以無須加強這些位置的防護，反而應該加強彈痕少甚至沒有彈痕的位置的防護，因為這些地方一旦被擊中，戰機可能就無法返回。

實踐證明，沃德是對的，看不見彈痕的位置才是戰機最脆弱的地方，這就是「倖存者偏差」現象的由來。

其實，東東什麼道理都明白，一味的說教會適得其反，倒不如拋給他一個問題，引導他積極思考。但如何讓東東接住你拋給他的問題，就需要一些技巧了。細心的讀者可能已經發現其中的奧祕：一開始無論如何都不肯來醫院的東東，是被我用「請教遊戲」的幌子「誘騙」而來的。

許多家長不明白一個道理：當孩子不願意與你交流，就算你說的話再正確，也是沒有用的。所以，想讓孩子聽你的話，首先要做的就是建立好與孩子溝通的管道，找到雙方能一起探討的共同話題，先讓孩子聽你說，然後再想辦法讓孩子按照你說的去做。

青少年屬於罹患遊戲障礙這一心理問題的高危險人群。而青少年時期又是人一生中身心發育逐漸趨向成熟的重要轉折時期，每一個決定都有可能對以後人生的發展產生深遠的影響。臨床諮詢中，後悔當初沒有認真讀書的成年人比比皆是，他們大都在離開校園後才幡然醒悟，但為時晚矣。正應了那句話：「人生最大的遺憾，是無法同時擁有青春和對青春的感受。」

為了幫助東東擺脫網路成癮，我和東東一起設置了**延遲滿足計畫**。我們約定，每天玩遊戲之前都要有半小時的延遲期，在這半小時內東東可以運動、看書，做任何玩網路遊戲之外的事。一段時間後，延遲期延長至一小時、兩小時、三小時……。

同時，我也單獨告知東東的母親，延遲滿足的重點是滿足的延遲，而不是滿足的取消，不要期望東東在短時間內大幅改變，做好打持久戰的準備。在東東按約定完成延遲任務後，不僅要同意東東玩遊戲，且要給予即時的表揚，認可東東的小進步，以鼓勵他繼續自我控制。另外，遊戲外其他的基本物質滿足不需要延遲：餓了就要盡快吃飯，渴了就要盡快喝水。

過了兩個月，東東和母親依照約定再次來到診室。

東東的母親剛一坐定就興奮的告訴我，東東這段時間已經發生了很大的轉變：儘管學習成績依然落後，但現在已經能去學校了；儘管回家後還是要玩手機，但已不再像之前那般沉迷。

東東母親跟我說這話的時候，我也偷偷觀察了一下坐在旁邊的東東，他整個人的精神狀態，確實要比上次我們見面時好了許多，眼神中也多少透出了一些屬於這個年齡階段的青少年特有的靈氣。最讓我感到欣慰的是，他已經不再排斥與母親交流，也不再對母親的嘮叨感到厭煩。

「大夫，真的謝謝你。」東東略帶羞澀的低下了頭。

「不用謝我，最應該感謝的是你自己和你的母親。」我對著東東使勁點了點頭。

在東東和他母親離開後，我習慣性的對這個案例進行了總結，對如何幫助青少年擺脫網路成癮也有了一些新的感悟。

我們在思考青少年網路成癮的原因時，或許過分強調了家長的示範作用。我們總是以為孩子之所以會陷入玩手機和網路遊戲的泥淖，是因為他們模仿和學習了家長的行為，似乎只要家長在孩子面前放下手機，拿起書本，孩子就會遠離手機，並努力學習。

其實，手機和網路幾乎成了現代人的生活必需品，許多日常工作都需要借助手機來完成，離開智慧手機的生活可能是無法想像的。我們暫且假設有這麼一些極度自律的家長，他們能在孩子面前忍住不使用手機，那麼他們的孩子是否就不會出現網路成癮？

依我看，未必。因為孩子的生活環境不是只有家庭，還有社會和學校，縱使家長不玩手機，難道全社會的人都不玩手機嗎？家長能為了讓孩子遠離手機而不讓他們接觸社會嗎？這顯然是不現實的。所以，當孩子看到其他同學玩手機遊戲，他一樣會模仿，一樣會嘗試。

因此，試圖僅透過改變家長的行為模式，來幫助青少年擺脫網路成癮的做法，往往收不到理想的效果，可能還會加重他們的叛逆情緒。而**培養青少年延遲滿足的能力，似乎是一種循序漸進且兩全其美的好辦法，既能讓他們體驗到遊戲的快樂，又不至於玩物喪志**，更重要的是讓他們明白，**自己暫時的等待是非常有價值的**。

第十五章

不是真的想死的非自殺性自傷

如果不是家長告知，我一定不會想到，坐在我面前這位名叫仙仙的清秀女孩，會有嚴重的自殘行為。仙仙的媽媽反映，仙仙從小聽話懂事、品學兼優，是名副其實的「別人家的孩子」（按：中國網路流行語，源於許多父母拿自己和其他同齡人相比，別人總是比自己優秀）。

但自從一年前升入明星高中後，仙仙就像變了一個人一樣，放學後總是喜歡一個人待在房間裡，不讓別人進入，與父母的交流也越來越少，還經常無緣無故的對父母發脾氣、隨意摔東西，學習成績也一落千丈，開始出現厭學和蹺課現象。

當仙仙的家長跟我說這些情況時，仙仙一言不發的低著頭，表情呆滯的坐在一邊，就像說的內容與自己無關一樣。

「妳倒是快跟大夫說說啊！妳哪裡不舒服？怎麼難受了？快說啊！」仙仙媽媽在旁邊用歇斯底里的語氣向仙仙吼道。

「大夫，你快看看，她在家就是這個樣子，總是不說話，跟誰都這樣，我們也不知道怎麼辦。」看到仙仙不搭理自己，媽媽又開始向我吐起了苦水。

「你們快出去吧，我自己跟大夫說。」沉默了差不多兩分鐘，仙仙這才說出了進入診室的第一句話。

父母出了診室，仙仙仍然一言不發，低著頭不知道在想什麼。

「我能做什麼來幫助妳？」我試圖打破僵局。

「哎，難受。」仙仙有氣無力的說，擺出一副無所謂的樣子。

「怎麼難受了？能不能具體說說？」雖然我知道這是在明知故問，但我仍心存一絲僥倖，幻想著眼前這個小姑娘能主動跟我說說她的故事。

「沒法說，我也不知道，就是想死，活著難受。」仙仙流下幾滴眼淚，並伸出了胳膊，向我展示她自己用銳器在胳膊上割出的一條條傷痕。

「嗯，還好，傷口都不算深，大部分也已經結痂了。」這個場景對我來說不陌生，在青少年的諮詢門診中，我幾乎每天都會遇到這種有自殘行為的「熊孩子」。但讓我感到有點意外的是，仙仙的傷痕確實比較多，傷痕密密麻麻的排列在她的胳膊上，就像印在商品外包裝上的條碼。

「妳為什麼要割傷自己？」我問道。

「我難受。」仙仙回答道。

「那怎麼做能讓妳不難受？」我繼續詢問。

「大夫，我不知道，沒法說，就是難受。」仙仙一再強調自己難受，一副很委屈的樣子。

「嗯，我知道了，謝謝妳的配合。」我已經預料到，不論我後面再如何追問，仙仙也只能說這麼多，「難受」、「不知道」和「沒法說」，就是她能告訴我的全部資訊，剩下的就交給我這個精神科醫生去「猜」了。

源自於對一切不滿意

想幫助仙仙，就要先搞清楚兩個問題：

- 仙仙真的想死嗎？
- 仙仙真的難受嗎？

首先我可以肯定的回答第一個問題：仙仙並不是真的想死。

像仙仙這種智力正常的青少年如果一心想死，僅依靠家人的力量是很難阻止的，除非把她關進封閉式的精神專科病房或一些特殊場所。那麼問題來了，既然仙仙不想死，為什麼還要割自己的手臂？這就是我們本節要討論的主題：非自殺性自傷（**non-suicidal self-injury**，簡稱NSSI）。

NSSI是指在沒有自殺意圖的情況下，個體以不被社會認可的方式故意破壞自己身體組織的行為。有各式各樣的自傷方式，如：切割、燒灼、撞牆等。值得特別注意的是，儘管NSSI與自殺行為之間存在本質的區別，但NSSI與自殺高度相關，研究發現，在出現過自殺觀念的青少年中，超過七〇%的青少年曾有過NSSI行為。換句話說，伴有NSSI行為的青少年自殺的風險較大。

伴有NSSI行為的青少年出現的自殺觀念是短暫的、不持續的、不堅定的。**他們並不是真的一心求死，內心其實害怕和拒絕死亡**。當他們真正面對死亡的時候，他們會表現出對生命的無比留戀。例如，他們會在割傷自己後主動告知父母，讓父母帶自己盡快去醫院包紮傷口；他們會在遇到車禍等意外後主動尋求幫助；他們也會在出現消極悲觀情緒的時候，主動到心理門診就診。用「葉公好龍」這個成語來形容他們對死亡的態度，是再恰當不過了。

而我更願意用這樣的一句話來描述他們內心的糾結：在生命長河的兩岸，一邊是放縱的自殘自傷，另一邊是對生命的無比敬畏，他們就像河中的一葉孤舟，左右飄蕩，無法靠岸。

再來看第二個問題：仙仙真的難受嗎？

「我每天都感覺自己在崩潰的邊緣，我不知道自己做錯了什麼，也不知道應該怎麼做，只有流血才能讓我獲得短暫的平靜。」

「我就是要死，我看誰能管得了！」

「根據達爾文的生物進化論：物競天擇，適者生存。我就是不適合生存的，與其難受的活著，為什麼不能讓我安靜的去死？」

「身體是我的，我怎麼舒服就怎麼做，不需要別人管我。」

「我每天都生活在懸崖的邊緣，而這個邊緣的盡頭是另一個懸崖，這就是個循環，只有死亡才是最好的解脫。」

「沒有人理解我的傷悲，就像白天不懂夜的黑。」

以上都是像仙仙這種有NSSI行為的青少年對我說過的話。

「他現在不愁吃不愁喝，我們也不要求他學習成績多麼好，他到底難受什麼？」

「現在連學也不上了，天天在家閒著，我們都不知道他想幹啥。」

「他能比我加班賺錢還難受？」

「去醫院檢查了好幾次，都說沒有病，我看他就是裝的。」

以上都是像仙仙這種有ＮＳＳＩ行為的青少年的「家長」對我說過的話。兩相對照下，我相信仙仙的「難受」是真實存在的，而且這種「難受」不能被現代醫學儀器檢查出來，也不被家人所理解。那麼，自傷和難受又是如何產生關聯？為什麼難受的時候非要選擇自傷？

如果把「難受」當作一種病，那麼「自傷」就是治療這種病的藥。仙仙的「病」之所以不能被醫學儀器檢查出來，就是因為這種「難受」不是一種器質性病變，而是一種功能性紊亂，是一種看不見、摸不到的客觀存在，心理學家把它叫做「**不良情緒**」。

仙仙用銳器割傷自己的行為，本質上就是在發洩自己的不良情緒，表達自己的內心痛苦，並藉此引起別人對自己的關注。如果有一種機器能掃描出仙仙胳膊上「條碼」的資訊，那顯示出來的結果一定是三個字：不滿意。

1. 對自己不滿意：臨床中有一個有趣的現象，許多像仙仙這種剛脫離舊環境、進入新環境的青少年容易出現NSSI行為。許多家長會簡單的認為孩子的問題是適應不良導致的，過一陣子等他對環境熟悉了就會好轉。這個觀點只說對了一半，孩子不是適應不了新環境，而是適應不了自己不滿意的新環境。

還是以仙仙為例，仙仙在上小學和國中的時候學習成績總是名列前茅，是別人羨慕的對象。升入高中後，仙仙感到學習有點吃力，考試成績也開始逐漸下滑，自己也從以前的「焦點」變為了現在的「路人」，仙仙無法適應這種心理上的落差。

不甘心的仙仙給自己制定了一個個學習上的小目標，但在經歷過幾次挫敗後，仙仙開始放棄努力，躲避這些問題。與此同時，她的內心卻始終不願意接受一個失敗的自己，因此不良情緒產生了：既不滿意現狀，又沒有辦法改變。這種衝突時時刻刻纏繞著仙仙，讓她抓狂、煩躁，內心縱有千萬種滋味，也無以言表。

青少年時期是NSSI的好發階段，處於特殊年齡階段的青少年自尊心較強、喜歡攀比、性格比較敏感，過分在意別人對自己的看法，語言表達能力有限。他們除了喜歡給自己的學業設置目標，還會無意的給自己在其他方面也設置目標。例如，要獲得某位異性同學的喜歡、要達到某種社交目的等。一旦在這些過程中出現自己無法克服的困難，他們就容易出現不良情緒，如果這些不良情緒不能及時發洩，就會出現NSSI行為。

2.對生活環境不滿意：許多有NSSI行為的青少年，有過被虐待或被霸凌的經歷，還有部分青少年經歷過父母離異和家庭矛盾，甚至有些女孩還遭受過性侵犯。成長過程中經歷過這些創傷的青少年會變得自卑，缺乏存在感和安全感。

還記得在電視上看過一個外國小男孩接受記者採訪的場景：男孩剛剛在戰爭中失去了家人，稚嫩的臉龐上時不時的流露出緊張的表情，周圍發生一點異響，都會使他警覺的抬頭四處張望，男孩在回答記者問題的時候也小心翼翼，生怕哪裡說錯。

男孩這種行為和表情，就是惡劣周圍環境導致不安全感的典型表現。以此類推，經常被虐待或見到父母爭吵的青少年也會存在類似的感受。雖然父母爭吵與遭遇戰爭在嚴重程度上不可同日而語，但由於青少年的認知尚不健全，存在「非對即錯」的思維模式，他們會不加分辨的將這些事情統統劃入負面生活事件中，無形中增加了他們對周圍環境的不信任感。

自信是既愛自己，也愛別人；自負是只愛自己，不愛別人；而自卑則是只愛別人，不愛自己。經歷過虐待等創傷的青少年往往容易對自身產生較低的評價，容易形成懲罰自己的不良習慣，他們不想甚至不敢懲罰別人，只能把悲傷留給自己。

他們也希望改變自己的生活環境，但又無能為力，一次次的掙扎和碰撞換來的是一次次的拒絕和冷漠，這讓他們感到自己無比卑微，卑微到連呼吸都是一種罪過，經常忽略自己的存在。

「當血流下的時候，我才知道我還活著。當我感覺到疼的時候，我才知道我還有感覺。」很難相信，這種話竟然是從一個花季少女嘴裡說出的。更難相信的是，她幾乎每天都要經受這樣的精神折磨。

「人都會有不良情緒，這是可以理解的，但當妳情緒不好的時候，妳為什麼不能換別的方式發洩？比如運動和唱歌。」我試著與仙仙進一步溝通。

「我也不知道為什麼，這個感覺怎麼說？就像一件特別討厭的事讓你抓狂，但你又無能為力，只能拚命的抓頭髮一樣。」仙仙這個看似不經意的回答，引起了我的深度思考。

找到新方法代替自傷

缺乏存在感和安全感的孩子，默默承受了太多他們這個年齡不應該承受的不良情緒，當這種情緒累積到一定程度時，就會像火山爆發一樣，於是自傷就成為他們對環境宣戰的武器，成為他們發洩憤怒的手段，成為他們吶喊的語言，成為他們證明自己存在的標誌……所有的這些，歸根到底都是他們面對不良情緒無可奈何的一種表現。

明白了仙仙胳膊上「條碼」表達的內容，我們就可以有的放矢的干預了。在這個過程中，家長的作用至關重要，再優秀的精神科醫生，也無法代替家長在孩子心中的位置，因為只有家長才是孩子最親密的人。

家長首先應該學會耐心傾聽仙仙的訴求和她面對的困境，盡自己最大能力幫助仙仙解決具體問題，但切記，不要滿足仙仙的無理要求，也不要用諸如「妳這點問題算什麼，妳看爸爸媽媽每天上班多辛苦」，這種賣慘式話語「安慰」仙仙。

這種行為只會讓仙仙覺得，自己的事在家長那裡是無關緊要的，她也會因此關閉與家長溝通的大門，使用更隱蔽、更嚴重的ＮＳＳＩ行為表達不滿意。

如果家長的能力確實有限，在任何方面都無法給仙仙提供幫助，那麼認真做一個合格的傾聽者，不指責、不抱怨，一直陪伴在她身邊也是很好的選擇。其實很多時候，家長說出的道理孩子都懂，他們需要的僅是來自家長的真誠陪伴和支持。

根據心理學中的行為主義理論，許多不良行為之所以會成為習慣，根本原因就是負強化的作用。所謂負強化，就是個體的某個行為導致了消極刺激減少，從而使該行為的發生頻率增加。就像仙仙透過自傷來緩解精神痛苦一樣，自傷行為使精神痛苦這種消極刺激減少，從而使自傷這種行為發生頻率增加，並逐漸形成習慣。

仙仙要改變這種壞習慣，有效的辦法就是**用一種新的，且能產生負強化作用的行為，來代替自傷這種舊行為**。運動就是符合這些特徵的一種行為。已有研究證實，運動可以刺激內啡肽分泌，產生鎮痛的作用。

那麼，內啡肽是何物？正常情況下，人在運動時體內的骨骼及各種器官會產生一些摩擦，這些摩擦就可能帶來疼痛，人腦中就會分泌一種叫內啡肽的物質，它的作用類似於嗎啡，與阿片類受體結合，可以產生鎮痛的作用。

仙仙完全可以透過運動來獲得與自傷同樣的負強化作用，但問題又來了，如何讓仙仙堅持透過運動來緩解精神痛苦？為此，我專門讓仙仙的家長和仙仙簽了一項「行為契約」。該契約規定，仙仙將每個月的零用錢交給家長管理，只有在每天完成約定的運動量並不出現自傷行為的前提下，仙仙才能領取到一定量的零用錢；而如果仙仙無法完成約定，零用錢將被扣除。

其實，不僅是針對自傷行為，這種以新代舊和「行為契約」的方式，適用於糾正絕大多數的壞習慣。

一個平常的早晨，我收到了署名為「奔跑的蝸牛」的信件。我好奇的打開信封，只見從裡面掉出來一張照片：那是一個陽光燦爛的午後，一家三口在馬拉松比賽現場，幸福的在鏡頭前擺著剪刀手……此時的我注意到，站在中間的那個穿短袖運動服、滿面笑容的陽光女孩，正是仙仙。

我懷著激動又期待的心情讀起信來。從信中得知，自從上次門診一別後，仙仙就試著按照「行為契約」糾正自己的行為。雖然她在一開始時還很不適應，有時還會偷偷割傷自己，但令人欣慰的是，她每天總能咬著牙堅持完成「契約」中的跑步任務。

在信的字裡行間，我感受到這個女孩的努力與堅毅。就像仙仙信中寫的那樣：「經常感覺自己很傻，不知道為什麼跑步，也不知道跑了多久，只是感覺向前邁出去的每一步，都在超越前一秒的自己。跑步讓我不再顧及之前已經走過的路，它讓我對未來產生了無限期待，也許奇蹟就在下一個終點等著我。」

現在的仙仙已經順利考上大學，性格也變得開朗了許多。而且她已經愛上了跑步這項運動，經常利用假期的時間到其他城市參加馬拉松比賽，「奔跑的蝸牛」正是她在馬拉松團隊裡的暱稱。

細細想來，當初那個垂頭喪氣的仙仙和慢吞吞的蝸牛，還真有幾分相似之處：兩者同樣敏感脆弱、缺乏安全感，一旦外界環境讓自己感覺到不適，就把身體縮進堅硬的外殼。

但即使蝸牛再慢，牠若有了目標，便會堅定朝著目標前進。畢竟，誰也不能小覷一隻內心嚮往奔跑的蝸牛一步一步翻越群山、迎接朝陽的決心和勇氣。

想到這裡，忽然感覺今天的陽光格外溫柔，灑在身上，也照耀著這張平凡又不凡的照片，這時我才發現，仙仙手臂上代表著不堪過去的「條碼」已然消失了。

夏天來了，熱烈的陽光將這個世界照耀得格外明亮。

第十六章

生命不可承受之重，青少年憂鬱

《燈火之下》是一部講述患有憂鬱症的高中生純子心路歷程的小短片，它採用訪談的方式，描述出部分青少年的生存現狀：隱藏在璀璨如燈火般外表之下的，是暗淡如陰霾的憂鬱。面對鏡頭的純子，雖然表情有些迷茫，但在講述自己的病情時沒有絲毫的慌張。

「我感到整個人就是沒有活力，什麼事情都不想做，不想學習、不想玩手機、不想吃飯、不想喝水、不想上廁所，心情不好就是生活的全部。」

「我感覺很絕望，眼淚都流不出來的那種空洞的絕望。」

「有時候發著呆就哭了，然後會哭一、兩個小時。」

「我真的很難受，我真的活不下去了。」

好端端的一個高中生，怎麼就憂鬱了？在採訪純子的過程中，這種質疑的聲音即便在她被確診後也不絕於耳。

「小姑娘花樣年華，有什麼活不下去的，去操場跑兩圈就好了。」

「別那麼矯情。」

「妳這麼開朗，怎麼會憂鬱，別想太多，每天開心點不好嗎？」

「你們這些說自己有憂鬱症的孩子，就是想博取關注。」

面對以上的不理解，純子說出了壓垮自己情緒的「三座大山」：巨大的學業壓力、不和諧的家庭氛圍和緊張的人際關係。

二〇二一年十月十日是第三十個世界精神衛生日，在中國，國家衛生健康委員會以「青春之心靈青春之少年」為主題，聚焦於兒童青少年群體，呼籲全社會關注兒童青少年的心理健康。一項調查顯示，中國每四個青少年中，就有一個存在憂鬱傾向。專家指出，防止青少年憂鬱最好的辦法，不是關注憂鬱本身，而是**更加關注是什麼原因導致憂鬱**。那麼，我們就順著這個思路，來探討青少年憂鬱的深層原因。

導致青少年憂鬱情緒的原因有很多，短片中的主角純子無法承受的「三座大山」，從本質上說就屬於慢性壓力源，雖然沒有地震或交通事故那麼嚴重，但持續時間長，對青少年的情緒影響也不容小覷。

巨大的學業壓力

國中階段的青少年正處於從兒童到成人的過渡時期，受內分泌激素的影響，他們的情緒經常處於不穩定的狀態。在這個關鍵的時間點，他們最重要的任務就是學習。面對升學的壓力，青少年難免會感覺到不安，情緒也隨著考試成績排名的變化而波動。如果這種壓力和不安沒有得到有效的排解，就容易導致憂鬱情緒。

但有競爭就有排名，學業壓力和考試成績，是青少年無法躲避的一個現實問題，如果完全不在乎就會喪失學習的動力，太在乎就容易出現焦慮、憂鬱情緒。而實際上，幾乎沒有完全不重視自己考試成績的青少年，絕大部分青少年仍很在意，因此，如何看待自己的名次和分數，就成了青少年面臨的重要問題。在我看來，青少年應該在乎自己的成績，但要注意方法，正確合理的方法是縱向比較，學會與之前的自己比，哪怕只有一點點進步，都應該感到開心。

不和諧的家庭氛圍

不和諧的家庭氛圍包括許多情況：家庭關係差、家庭頻繁出現變故、家長對孩子期望過高等。尤其是家長對孩子期望過高這一情況，似乎已經成了社會上的普遍現象。現在很多青少年是獨生子女，可以理解父母對孩子有過高的期望。這種情況下，難免有父母用高標準、嚴格要求的模式管理孩子，而這種壓抑的環境，帶給孩子的往往是不安全感，父母在給予孩子優越的物質條件的同時，也容易忽略掉孩子的情感需求。

其實，有憂鬱情緒的青少年，非常渴望有人能走進他們的內心世界，但壓抑的家庭環境，又讓他們害怕遭到家長的批評和不理解，所以只能將鬱悶憋在心底。

實際上，許多家庭的不和諧氛圍，多半是孩子與家長的情感需求不同步造成：孩子總是在等父母說「對不起」，父母總是在等孩子說「謝謝你」。要解決這個問題，就需要父母與孩子充分溝通和互相理解。但這又談何容易啊！在門診諮詢中，只要涉及這個相互理解的問題，家長們就會開始抱怨：「相互理解真的太難了，我從不奢求孩子能理解大人，因為我自己就很難理解我的孩子，哪怕我站在孩子的立場上，我仍然無法理解孩子的所作所為。」

針對這部分家長的抱怨，我一般會使用心理學家卡倫・荷妮（Karen Horney）的「應該之暴虐」理論來解釋。該理論認為，當一個人的思想被諸如「我應該怎樣」之類的指令過多影響時，他就會感受到痛苦。

這裡的「應該」泛指外界對個體的強烈要求，而「暴虐」是指當個體出現「應該」的想法時，對自己的攻擊和懲罰。青少年由於在各方面尚無法完全獨立，就更容易受到這種理想化的「應該」折磨。

青少年的「應該」主要指來自家長和老師的訓誡和要求，而「暴虐」主要指憂鬱、焦慮等不良情緒。當家長出於讓孩子少走彎路的目的，告訴孩子「應該」怎麼做時，殊不知，**這些強加於孩子的價值觀，都有可能變成「暴虐」的誘因**。

有一段句子把這個現象描述得特別貼切：父親總想著讓兒子走捷徑，恨不得把自己半輩子的經驗，灌進兒子的腦子裡，但兒子總是對彎路上的風景著迷，非要把父親當年吃過的虧再「吃」一遍，而且「吃」得津津有味。

誠然，嚴格要求自己本身是一件值得鼓勵的事，也是實現人生價值的內在動力，但這些本應該對青少年發揮引導作用的「應該」，之所以會成為他們對自己「暴虐」的根源，就是因為他們無法將那個理想中「應該」化了的自己，與現實中真實的自己統一起來。

比如，許多期望值較高的家長最喜歡對孩子說的話，就是「現在什麼都不需要你做，你就應該把學習成績提高」。「把學習成績提高」本沒有錯，但如果家長過分強調「學習成績好」這個結果，往往會引起孩子的不安，因為對許多孩子來說，「一心唯讀聖賢書」並非易事，「兩耳不聞窗外事」也很難做到。

而孩子對外界事物充滿了好奇心和探索欲，不甘於被強加於自己的社會規則和行為模式所束縛，所以當孩子的腦子裡出現不想學習或考試成績不好，這種「不應該」的念頭時，他們就會自責，產生憂鬱、焦慮情緒，因為這種念頭，背叛了家長灌輸給自己的「應該」的價值準則。而家長看到孩子沒有取得好成績時，內心想法多半是：「我對他這麼好，他怎麼就不能提高學習成績？」

這就解釋了為什麼許多家長即使站在孩子的角度，也無法理解孩子的內心世界。因為這部分家長只是將自己的價值觀強行拋給孩子，並沒有考慮孩子是否接受和消化這些價值觀。

很多人會認為，我對你好，你就應該對我好，你就應該按照我的要求來做。現在捫心自問一下，你在與他人的交往過程中，是不是也存在這樣的錯誤認知？

正是因為存在這種認知，你才會產生許多的不理解。作為戀人，你不理解為什麼你對對方百依百順，最後換來的卻是無情的分手；作為朋友，你也不理解為什麼你對他慷慨相助，最後得到的卻是殘酷的背叛。同理，作為家長，你肯定也不會理解為什麼你對孩子付出這麼多，最後得到的卻是孩子的憂鬱、焦慮情緒。

所以，在對方無法認可和內化你輸出的價值觀時，「應該」換來的不是對等的「應該」，而是「暴虐」。

我們回到老生常談的問題：家長怎麼做才能理解孩子？一言以蔽之，家長只有先理解孩子的情緒，才能理解孩子的行為。

要避免產生「暴虐」，核心就是家長要試著把關注點從「提高學習成績」，轉移到孩子的情緒上。比如說，如果你的孩子學習成績優異，且十分乖巧懂事，你肯定會很開心吧！看著自己孩子排名第一的成績單時，你心裡一定樂開了花吧！

那麼，我想請你先收起你的笑容，把眼光從成績單轉移到孩子的臉上，看看你的孩子臉上有沒有笑容，然後問一下孩子：「你開心嗎？」

親愛的家長，從現在開始，你開心與否的標準不應該是成績單上的名次，也不應該是孩子是否聽話懂事，而應該是孩子是否開心。

孩子在考試中取得了好成績，作為家長一定會很開心，但這個開心的前提，一定是好成績讓孩子也感到開心，而不是好成績這個結果本身。孩子只有在良好的情緒狀態下，才有可能積極的接受來自家長的「應該」的價值觀。

所以，平時善於關注孩子情緒的家長，要比那些經常要求孩子「你趕緊先把作業寫完」的家長聰明許多。

緊張的人際關係

青少年的人際關係其實相對簡單，他們接觸最多的除了自己的家人，就是老師和同學。但由於青少年處於敏感時期，特別在意自己在他人眼中的形象，也特別在意別人對自己的評價，所以有時候一點風吹草動，都會導致他們出現情緒上的波動。因此，看似簡單的人際關係，有時也能成為不良情緒的導火線。

許多青少年受到人際關係的困擾，他們想與周圍每一個同學都搞好關係，但又很難做到，經常弄巧成拙，徒增煩惱。在意人際關係，其實是青少年成長的必經之路，他們一方面，試圖以一個具有獨立人格的個體參與到社交活動中，另一方面又沒有足夠的能力應對這些人際關係，這就難免在人際交往中，形成矛盾和衝突。

在臨床諮詢工作中，處理此類問題的大概思路，就是讓青少年淡化人際關係在自己心裡的位置，將更多的注意力轉移到學習上，待平穩度過青少年這一段特殊的敏感時期後，再回過頭來，琢磨如何處理人際關係的問題。

慢性壓力源對青少年的情緒影響到底有多大？科學家曾做過一個有意思的實驗：他們將八十隻幼年大鼠（雄性和雌性各四十隻）隨機分為A、B、C、D四組，每組包含雄性和雌性各十隻，對每組大鼠採取不同的飼養方式，然後統一時間進行行為學實驗，實驗流程簡述如下：

實驗中的慢性壓力源，是指每天對大鼠隨機進行兩種不同的刺激，這些刺激包括缺氧、寒冷、震盪、束縛、置高和溼籠，用來模擬青少年受到的慢性不良生活事件（如壓力大、校園暴力等）。

實驗中的環境豐富化，指透過在大鼠飼養籠內放置解壓物品（如鞋盒、小玩具等），來改善大鼠的生活環境，目的是讓大鼠減壓，用來模擬青少年良好的成長環境。

實驗中的強迫游泳實驗，本質上是一種絕望實驗。具體方法是將大鼠置於裝有水的容器中，大鼠在水中拚命掙扎但又無法逃脫，這就給大鼠營造了一個無處逃避的壓迫環境。隨後大鼠會呈現出在水中不動的狀態，實驗者用大鼠五分鐘內「不動狀態」的時間，來量化類憂鬱行為的嚴重程度。科學家常使用這種「行為絕望狀態」來類比人類的憂鬱情緒。

實驗用四組不同飼養方式的大鼠，類比了四種處於不同成長環境的青少年：

• A組：無壓力源＋環境豐富化，模擬不存在慢性壓力，而且成長環境良好的青少年。

‧B組：慢性壓力源＋無環境豐富化，模擬存在慢性壓力，而且成長環境普通的青少年。

‧C組：慢性壓力源＋環境豐富化，模擬存在慢性壓力，而且成長環境良好的青少年。

‧D組：無壓力源＋無環境豐富化，模擬不存在慢性壓力，而且成長環境普通的青少年。

結果顯示只有B組的雌性大鼠，表現出顯著的類憂鬱行為，提示存在慢性壓力，同時沒有相應減壓措施，或缺乏社會家庭支持的女孩更容易患憂鬱症。而C組的結果，提示一個和諧穩定的成長環境，完全能抵禦慢性壓力源對兒童青少年情緒造成的負面影響。許多臨床研究也發現類似的現象：相比男孩，青春期的女孩對生活中的壓力性傷害更加敏感，可能原因是激素變化，導致這一年齡階段的女性的情感更加細膩，對人際關係更加依賴。因此，在很多時候，家庭關係是否和諧，是預測女孩不良情緒發生機率的一項直接指標。

正如我們常聽到的那句話：「幸運的人用童年治癒一生，不幸的人用一生治癒童年。」C組大鼠模擬的青少年無疑是幸運的，前期良好的生活環境（如和諧的原生家庭等）使他們擁有健全的人格和健康的心理，這種幸福感可一直延續，使他們免於遭受後期慢性壓力源帶來的負面影響。而B組雌性大鼠模擬的女孩就非常不幸，她們早期就生活在充滿慢性壓力源的惡劣環境中，後期又沒有得到有效的干預，就容易形成自卑和過分敏感的性格，這種性格的青少年容易發展為憂鬱症患者。

至於為什麼實驗中的B組雄性大鼠，最後沒有表現出憂鬱行為，可能與慢性壓力源對不同性別大鼠的作用存在差異有關。女孩較男孩更容易出現憂鬱的可能原因是，女孩的性格較男孩更加敏感。其實，童年時造成的心理陰影是很難消除的，許多人需要用一生的時間來治癒。如果有機會採訪經常會感覺到自卑的成年人，就會發現他們的童年，多半是在不快樂的環境中度過。待他們成年後有了獨立思考的能力，對自身也有正確的評估時，他們就會發現自己的身上，或多或少帶有童年時期痛苦的烙印，而這些烙印，通常需要他們長時間的努力才能消除。

有各式各樣的慢性壓力，籠統的說，任何一件不順心的事如果長期存在，都可能成為慢性壓力源，那麼慢性壓力的本質到底是什麼？青少年要如何擺脫慢性壓力的困擾？美國臨床神經心理學家威廉．史帝羅（William Stixrud），在他的著作中給出這樣的答案：許多青少年處於長期慢性壓力中，而對抗這些慢性壓力的解藥就是高控制感。

根據這個觀點，我們有理由推測，慢性壓力的本質極有可能就是低控制感，所有讓青少年產生低控制感覺的事件，都可能成為慢性壓力源。我舉一個例子來解釋什麼是低控制感：當你開車高速行駛時，前方突然出現幾位橫穿馬路的行人，這時你左轉會撞傷人，右轉也會撞傷人，最好的辦法就是煞車，而當你緊急踩煞車時，突然發現煞車失靈了，這時你感覺到的無助就是一種低控制感。

高控制感可以帶給人安全感，許多成人之所以迷戀打麻將，其實也是享受那種出牌時隨心所欲、不受限制的高控制感。既然如此，我們也就不難理解，為什麼孩子會經常說：「我要自己來！」這是因為他們也有把命運掌握在自己手裡的需要。

低控制感會讓人緊張不安，臨床中幾乎每一位憂鬱、焦慮患者，都曾有過對生活失控的體驗。對青少年來說，只要他們在某一領域能體會到高控制感，就能應對其他領域的低控制感帶來的不適。如果青少年在學校感覺比較自由放鬆，那麼他們就能應對比較嚴苛的家庭環境，同樣的道理，如果家庭能給他們足夠的安全感，那麼他們也能應對壓抑的學校環境。然而，如果青少年幾乎在所有的地方，都感受不到高控制感：在學校被老師管，回家後被父母管，那麼青少年可能就會在網路的虛擬空間中，透過虛擬偽裝來獲得高控制感，這也是青少年沉迷於網路的重要原因。

那麼，慢性壓力又如何影響個體情緒？這應該與人類進化過程中杏仁核的功能有關。杏仁核因其形似杏仁狀而得名，與情感及自主神經功能密切相關。刺激杏仁核，除了會導致個體出現恐懼等情緒外，還會引起呼吸頻率加快和血壓升高等生理指標的異常。杏仁核這一特殊功能，在人類自我保護機制中起重要作用。當遠古時期的人類遭遇洪水、猛獸等危險時，杏仁核就會立刻讓人體開啟逃生、對抗危險的本能模式。而慢性壓力會讓杏仁核變得格外敏感，讓個體更容易感受到外界的變化，也更容易出現焦慮和恐懼情緒。

由於青少年的神經系統未發育完全，尚具有可塑性，所以相對於成年人，青少年更容易因壓力出現情緒不穩，或敏感性增強的心理反應。動物研究已證實，成年大鼠習以為常的慢性壓力事件，可使未成年大鼠體內糖皮質激素顯著釋放，而糖皮質激素正是生物體早期面對壓力源時，調節杏仁核與其他腦區聯繫的關鍵性物質。

要讓純子這樣的青少年走出心理上的陰霾，最關鍵的是讓他們擺脫低控制感。在心理諮詢門診看診時，我經常聽到青少年對父母的各種抱怨。

「憑什麼我媽覺得我餓，我就要吃飯？」

「有一種冷，是我媽覺得我冷。」

「為什麼我爸媽連穿衣順序都要替我決定，非讓我先穿上衣、後穿褲子，我就是要反過來。」

「每次我跟同學商量事情時，父母都會在旁邊插嘴，非要給我出謀劃策，你說他們煩不煩啊？我又不是不知道應該怎麼做。」

以上的這些情況都是父母以愛之名，對孩子進行的控制。但父母越是控制，孩子就越想反抗，這就類似於心理學中的「禁果效應」：越是被禁止的東西，就越能引起人去打破這種禁止的欲望。

這種情況還有很多，比如，父母告訴孩子千萬不能太早談戀愛，但好奇心驅使孩子想方設法也要去做。想避免禁果效應，就不要讓孩子感覺到自己受控制。

當青少年在社交中感覺到被控制時，他就會對自己的社交能力失去信心，從而做出迴避社交的行為，這就進一步導致他們在以後遇到困境時，出現被孤立的情況，使他們更難走出心理上的陰霾。

另外，掌控欲望強的父母都有一個顯著的特點，就是容易焦慮。門診上，這類父母一旦說起孩子的情況，就會面露痛苦且滔滔不絕，旁人根本無法打斷，就連醫生都會被他們的焦慮所感染，更何況是整日需要被迫面對他們的孩子？

所以，每當遇到這類父母，我總是喜歡對他們講南風與北風的故事：南風和北風閒來無事，想比試一下力量，看誰能把路人身上的外套吹掉。凜冽的北風率先發威，剎那間狂風怒號，路人為了抵禦寒風反而裹緊了外套。和煦的南風則徐徐吹來，瞬間暖風習習，路人感覺很暖和，於是主動脫掉了外套。結果顯而易見，南風完勝，這就是心理學中的「南風效應」。

它給我們帶來的啟示是，想影響他人的行為，必須順應他們的內在需求，這樣才能使他們的行為變得自覺和主動。對於家長來說，又何嘗不是如此？與其選擇北風的怒吼和指責，不如換用南風的引導和關懷，因為這樣更能得到青少年的理解和信任。

針對青少年的憂鬱情緒問題，抗憂鬱藥曾經一度被寄予厚望。但近幾年的研究發現，單靠藥物並不能達到很好的臨床效果，家庭、學校、社會的支持，都是解決青少年情緒問題必不可少的。

第十七章

請到學習困難門診就診，注意力不足過動症

睿睿是一名正在讀小學三年級的男生，因「九個月以來上課多動且成績下降」，由父母帶到「學習困難門診」就診。

原來，睿睿九個月前在沒有明顯原因的情況下，出現上課注意力不集中、小動作增多、無緣無故騷擾其他同學的現象。上課時，他經常在座位上扭來扭去，還總是喜歡打斷老師講課。儘管老師三番五次的提醒他，睿睿也沒有任何改變，有時還會對老師發脾氣，搞得老師和同學都無法接受睿睿。

回到家中也是一樣，每天輔導睿睿寫作業成了睿睿父母最頭疼的事。睿睿的父母雖然都是大學畢業生，但根本輔導不了睿睿。睿睿總是寫一會兒，玩一會兒，注意力非常不集中，連閱讀課文時都會讀錯行。

睿睿還經常丟三落四，不是忘了帶作業本就是找不到鉛筆，父母批評他幾句，睿睿也似聽非聽，學習成績大幅度下降。睿睿的父母生氣時也曾打過他幾次，不但沒什麼效果，反而讓親子關係變得更加緊張。

起初，睿睿的這些變化並沒有引起父母的重視，他們只是認為睿睿太調皮了，想著他長大一些就會好了。但沒想到隨著時間的推移，睿睿的情況越來越嚴重，他不僅在做運動時動作不協調，而且還經常說謊、與同學打架。

睿睿的父母逐漸認識到問題的嚴重性，於是帶著睿睿開始了求醫之路。最後，經過專家的評估，睿睿被確診為注意力不足過動症（Attention Deficit Hyperactivity Disorder，縮寫為ＡＤＨＤ）。與許多父母一樣，睿睿的父母剛開始對這種精神疾病並不是十分了解，他們只是膚淺的將「注意力不足」理解為「調皮」，將「多動」理解為「好動」。

注意力不足不等於調皮

其實，注意力不足過動症是一種合併明顯注意力障礙、多動、衝動的精神疾病，常伴有學習困難和品行障礙，俗稱「過動症」。這種疾病曾被認為是「輕微腦損傷」，現在被認定為一種神經發育障礙。它的發病原因不明，儘管很大的比例來自於遺傳因素，但不良家庭和社會環境因素，同樣也會增加患病風險。

雖然學習困難僅作為注意力不足過動症的一個伴隨症狀而存在，但它常讓家長開始關注孩子的身心健康，畢竟有許多自認為「聰明」的家長，對孩子學習成績的關注程度，遠遠大於關注孩子的身心健康。醫院之所以使用「學習困難」這個通俗易懂的名稱來開設門診，主要是為了引起家長的重視，避免因未能及時發現病情，而影響孩子的健康成長。

但自從學習困難門診在網路上意外走紅後，許多家長彷彿看到自己孩子變成學霸的希望。學習差的孩子的家長自不必說，用「久旱逢甘霖」來形容他們對這個門診的渴望程度，一點也不為過。就連平時學習成績較好的孩子的家長，也對這類門診趨之若鶩，都希望醫生給自己的孩子開一點「聰明藥」，讓孩子的學習成績能更上一層樓。

學習困難門診火爆的背後，其實也反映出當今家長對孩子的教育焦慮，現實中，幾乎所有家長的情緒，都會隨著孩子的學習成績上下波動。有「聰明」的家長甚至在懷孕時，就對孩子開始進行嚴格規範的胎教，生怕自己的孩子在起跑線上，與別人家的孩子拉開絲毫差距。如果生孩子能像買汽車一樣，投入的金錢與孩子的出生配置成正比，那麼我相信傾家蕩產，換取孩子碩士、博士學位的家長肯定不在少數。

那麼，學習困難門診究竟是滿足了一部分望子成龍的家長的需要，還是真的能讓學渣變成學霸？「聰明藥」這種網紅產品是智商稅，還是真的能讓孩子變聰明？今天，我來給大家揭開學習困難門診和聰明藥的神祕面紗。

其實，「學習困難」並不是一個特定的診斷類別，它只是注意力不足過動症的一個臨床症狀。學習困難門診也並不神祕，它只是普通的身心科門診而已，該門診身心科醫生也並非只診治注意力不足過動症患者，任何存在心理問題的患者，他們都能看診。

孩子學習困難的原因有很多，例如：智力原因、軀體疾病原因、心理原因、家庭教育原因、學習方法原因等。孩子出現學習困難這種情況，並非就一定是注意力不足過動症導致。學習困難門診的主要作用，是透過專業醫生的篩查和鑑別，找到孩子學習困難的原因，以及時採取高效的干預措施。

而作為家長，要客觀理性的評估孩子的學習過程，不可簡單的將學習困難門診，當成提高孩子學習成績的捷徑。如果家長發現孩子存在以下幾種情況，就需要高度重視，因為孩子很可能得了注意力不足過動症這種精神疾病。

1.注意障礙：患兒的注意障礙主要表現為注意力不集中和注意持續時間短暫。患兒在課堂上，無法長時間保持安靜和注意力集中，容易發呆、走神，與別人交流時心不在焉，因而無法適應學校的學習生活。

除此之外，患兒極容易受到外界刺激的影響，導致他們不願意寫作業，因為這類任務須集中注意力才能完成，所以這些患兒在寫作業時，通常會出現三心二意、左顧右盼的情況，也通常須花比別人更多的時間，就算最後能勉強完成，作業中也會出現許多粗心大意導致的低級錯誤。

注意分為主動注意和被動注意。**孩子能專心玩手機，並不代表孩子沒有過動症**，因為像玩手機這種本身具有較大吸引力，且容易引人注意的事，所涉及的是被動注意，對人的主觀意志努力要求較低；而需要調動人的意志去完成的，相對複雜且困難的事（如學習），所涉及的才是主動注意，這才是判斷孩子是否存在注意障礙的核心。

2. 多動、衝動：患兒常表現出手腳的小動作多，聽課時無法安靜的坐在座位上，不是隨意離開座位就是騷擾其他同學，喜歡打斷老師和同學的講話，經常出現不分場合的插話和接話的現象。

另外，患兒做事比較魯莽衝動，經常不顧周圍環境，做出一些傷人害己的危險舉動，而且情緒極不穩定，容易被激惹，有時會出現攻擊行為。所以患兒經常受到老師的批評和同學的孤立，基本上無法融入正常的學校生活。

3. 學習困難：雖然患兒的智力水準大都正常或接近正常，但受注意力障礙和多動衝動行為的影響，他們基本上無法正常聽講、閱讀和書寫，最終導致學習困難，學習成績下降。

4.品行障礙：研究發現，超過一半的注意力不足過動症的患兒，會合併出現品行障礙。品行障礙主要表現為，患兒經常會做出一些不符合道德規範、甚至是犯罪的行為。比如，故意損壞公共設施、不遵守交通規則、虐待動物、辱罵同學、翹課、說謊、縱火、偷盜等。

目前，針對注意力不足過動症的主要治療策略，是藥物治療聯合心理干預。常用的藥物是派醋甲酯，也就是家長口中的「聰明藥」，在醫學上屬於中樞神經興奮劑。因其具有潛在成癮性，所以被列入需要嚴格管理的精神藥品，普通藥房禁止出售該類藥物，須由醫師診斷後開立管制藥品專用處方箋，才能取得。

派醋甲酯治療注意力不足過動症的具體機制尚不清楚，可能是透過提高腦內突觸間隙多巴胺濃度來達成。所以，服用**派醋甲酯不會提高智商**，也不會直接提高學習成績。臨床上部分患兒在服用派醋甲酯後學習成績提高，並不是派醋甲酯的直接作用，而是改善患兒注意力的結果。

心理干預主要是糾正患兒的衝動行為，幫助他們學會必要的社交技能和掌握自我控制能力，更加適應社會。家長和教師在這個過程中不應該歧視患兒，更不能體罰患兒，要有針對性的對他們進行特殊教育，認可患兒微小的進步，及時給予適當的表揚，以提高患兒的自信心。

在對睿睿治療的初期，睿睿的父母對藥物比較排斥。儘管醫生開立了派醋甲酯的處方，但他們始終不願接受這個現實，他們在很長的時間裡，都認為睿睿會在自然成長過程中，逐漸恢復正常。

幸運的是，當今社會網路發達，獲取資訊的途徑眾多。睿睿的家長在不斷查詢注意力不足過動症相關知識的過程中，逐漸擺脫了初次面對這種疾病的茫然：原來服用派醋甲酯不會讓睿睿變傻或變胖，更不會變成思覺失調症患者。

像睿睿這種案例，幾乎每天都能在學習困難門診見到。許多老師和同學眼中的「混世魔王」和「搗蛋鬼」，都在此門診被醫生成功「撕下標籤」。

原來，睿睿這樣的孩子並不是品行不好，也不是沒家教，而是真的生病了。這種病一般發生在兒童時期，但可能持續到成年，盛行率男孩高於女孩。成人患者多由兒童患者發展而來，且過動症狀一般較輕，主要存在的問題是注意力不足，可能與他們的大腦前額葉皮質發育較兒童成熟有關。

在確定了這些資訊後，睿睿的父母開始用客觀理性的態度面對精神疾病，也接受了醫生的藥物治療方案。從那以後，他們原本壓在心裡的顧慮也被打消，變得不再那麼容易焦慮緊張。他們嘗試換一個角度，重新審視睿睿病情的同時，也在不斷轉變自己之前一直堅持的傳統觀念。

比如，他們之前不願意帶睿睿出門，總認為睿睿不合時宜的多動行為，會讓自己丟臉。而現在，他們不再躲避，反而敢於主動向親朋好友介紹睿睿的病情。

睿睿喜歡畫畫，且畫畫時可以維持較長時間的注意力，於是睿睿的父母乾脆不再逼睿睿學習，而是讓他把更多的精力，放在自己喜歡的繪畫上。當睿睿情緒平穩時，他們再試著輔導睿睿寫作業。一段時間後，睿睿的情況明顯改善，他不僅不再擾亂課堂秩序，而且能及時完成作業，學習成績自然也提高了不少。

原來，學習困難門診裡並沒有變成學霸的祕笈，聰明藥也不是升學的保證。真正聰明的家長，不應該只看到孩子的學習成績，而應該把重點放在孩子的身心健康上，以一顆平常心面對孩子的成長，學會發現孩子身上的特別之處。但如果發現孩子真的存在前面講到的幾個問題，也不要諱疾忌醫，及時到正規醫院就診，才是對孩子負責任的聰明做法。

第十八章

來自星星的孩子，自閉症

二十五歲的康康，自小就患有自閉症類群障礙（Autism Spectrum Disorder，縮寫為ASD，以下簡稱「自閉症」（也稱為「孤獨症」））。他智力低下，生活無法自理，幼時母親離世，現在與在圖書館工作的父親相依為命。

康康的父親本姓隋，但他不喜歡別人叫他老隋或隋先生，他更喜歡「康爸」這個名字，因為這個名字可以時刻提醒自己要盡到做父親的義務。

「我花了差不多二十年才逐漸接受這個現實。」說這句話時，康爸有點自責，而康康一臉無辜的依偎在康爸身邊，一隻手緊緊拽著康爸的衣角，另一隻手使勁搖晃著一個風車玩具。

從康爸的身上，我差不多能感覺到，一位父親對自己親生兒子長期的不接受，是多大的一種痛苦。所以，本次諮詢的重點，與其說是調整康康服用的藥物劑量，倒不如說是傾聽康爸的情感宣洩。

康康在三歲多的時候，就在性格上表現出許多與其他同齡孩子不一樣的地方：他不喜歡與父母和親人擁抱，當家人要抱康康時，他會生硬的把家人推開；他不喜歡可愛又有趣的小玩具，反而對車輪和電風扇這種旋轉且單調的東西情有獨鍾；他不喜歡說話，也從不主動與別的小朋友交流，對周圍發生的事情總是漠不關心；他無法在幼稚園安靜的聽講，總是發出一些類似吼叫的聲音、做出一些奇怪的動作。

一開始，康爸以為康康只是「晚熟」和不合群，對康康的這些異常並未放在心上。直到康康被幼稚園老師勸退後，康爸才發現問題的嚴重性，原來康康根本無法與人正常交流。

例如，當別人問他叫什麼名字時，康康總是重複「名字……名字……」等簡單的詞語，並不能給出正確回答，而且他的眼神始終處於游離狀態，不會與別人眼神交流。

康康的學習能力也特別差，連「一加二等於三」這種簡單的問題，老師都要教他好多次，更不用說學寫字了。在老師的建議下，康康被父母帶到醫院就診，並被確診為自閉症。

「接下來的日子，真的可以用度日如年來形容。」康爸無奈的搖了搖頭，接著說：「康康的行為變得越來越奇怪了，經常隨地大小便、把被子泡在馬桶裡。他經常自己一個人呆呆的坐著，兩隻手在眼前胡亂比劃，誰也不知道他腦子裡想的是什麼。他有時突然就大喊大叫，脾氣暴躁，還有暴力傾向，不僅摔壞家裡的東西，還咬自己的手，根本沒法管。我們為了幫助他學習說話，買了好幾個答錄機，都被他發脾氣時摔壞了。

「最要命的是康康進入青春期的那幾年，他根本沒有羞恥心，在大街上遇到小女孩就跑過去抱人家，為此我不知道挨了多少埋怨和白眼。如果能選擇，我寧願康康是個聾人或盲人，只要不是自閉症患者就好。

「他媽媽因為接受不了這個現實，服藥自殺了。其實我也想過自殺，但沒想到她『走』在我前面。其實，這些年我一直在思考一個問題，就是假如先自殺的那個人是我，康康現在會是什麼樣子，會不會比現在更好。」康爸摸了摸康康的頭，深情的看了康康一眼，康康並未做出任何回應，仍然在擺弄著手裡的小風車。

「有時候死很容易，活著卻很難。」我有些同情康爸。

「是啊，他媽媽死後，我經常想趁著康康睡著的時候，打開瓦斯，和他一起結束這種折磨和痛苦。」康爸說完，遞給康康一瓶水，因為康康向康爸做出了一個張大口的動作。

「那是什麼讓你一步一步堅持下來了？」我問他。

「你是不是想讓我說因為愛？」康爸對我笑了笑。

「不不，也可以是別的。」我也回了康爸一個微笑。

「要說沒有愛是不可能的，養隻小狗也會有感情，更何況是自己的骨肉。但我更想看看最終的結局，儘管我沒有猜中這個故事的開頭。」康爸的眼神裡透出幾分堅毅。

原來，自從康康的媽媽去世後，康爸也檢查出嚴重的心臟病，隨時都有心肌梗塞的可能。於是，如何安排自己去世後康康的生活，就成了康爸的頭等大事。由於康康存在語言和行為方面的障礙，所以基本上無法與人正常交流，也適應不了環境的變化。康爸本寄希望於福利機構，希望他們能收留和照顧康康，讓他安度餘生。

但康康在離開康爸的照顧後，過得並不開心，脾氣也更加暴躁。被逼無奈的康爸，只好在自己的有生之年裡，盡量教會他基本的生存技能。購物、搭車、開門、拖地、吃藥，這些對正常人來說十分簡單的事，對康康來說都異常困難，每一個動作都需要康爸不厭其煩的反覆指導和示範。

而康康自然無法體會到父親的艱辛，他整日活在自己封閉的世界裡，每天最盼望的事情，可能就是在圖書館裡整理圖書。細心的康爸也發現了這一點，所以每天都帶康康去圖書館上班，讓他熟悉圖書館的環境和工作流程。康爸最大的心願就是在自己去世後，康康能留在圖書館，一邊工作一邊生活。

現在的康康，在康爸的調教和藥物的控制下進步了許多。他不僅學會了許多生活技能，情緒也能保持相對穩定。

總活在自己的世界裡

自閉症，也叫孤獨症，一九四三年由美國兒童精神病學專家首次提出，是神經發育障礙中常見的一種精神疾病，多在三歲前緩慢得病，相對來說多見於男孩。發病原因不明，曾有學者將自閉症的病因，歸咎於父母的教育方式，但隨著研究不斷深入，這一假設被徹底打破。目前，主流觀點認為，自閉症主要與遺傳因素有關，但具體的遺傳方式尚不明確。

自閉症患兒也被稱為「來自星星的孩子」，這是因為他們的思想和行為與普通孩子差別很大，彷彿是夜空中閃爍的孤星，既遙遠又神祕。每年的四月二日，是聯合國決議指定的「世界提高自閉症意識日」。關注自閉症患者，不僅是一個醫學問題，更展現出一個社會的文明程度。

流行病學統計發現，中國的自閉症盛行率大約為〇．七％，也就是說，在一千個孩子中，就有約七個是自閉症患者（按：臺灣的自閉症盛行率約一％）。但為什麼我們在日常生活中，見不太到自閉症患者？主要是因為自閉症患者總是活在自己的世界裡，不願與外界打交道，容易被社會邊緣化。而患者的家人，也往往承受著精神上和物質上的雙重壓力，處於崩潰的邊緣。

或許人都有躲避痛苦的本能，導致他們不願與別人傾訴這些壓力。所以，我們不要被「星星的孩子」這個浪漫的比喻所誤導，要知道這浪漫的背後並非詩情畫意，而是殘酷的臨床現實。

1.智力障礙：大部分的自閉症患兒，其智力都低於同齡正常兒童，僅有一小部分患兒，在機械記憶或藝術才能等方面非常突出，此情況被稱為「學者症候群」（Savant Syndrome）。但千萬不可單純的認為自閉症是天才病，因為像電影《雨人》（*Rain Man*）中的主角，擁有「過目不忘」超強記憶的自閉症患者，在現實中十分少見。

2.社會交往障礙：自閉症患者基本上，無法與他人建立正常的社會交往，此特點會伴隨患者一生。就像康康，他從小就不與別人產生眼神交流，更不會主動與他人玩要，就算與自己的父母在一起，他也缺少親密舉動，不會像正常孩子，尋求父母的愛撫和擁抱。

3.語言障礙：語言發育落後通常是引起患兒家長注意，並且帶患兒就診的首要原因。自閉症患兒一般在三歲時，還不能說出有意義的詞語和簡單的句子，多用手勢來表達意願。比如，想吃東西了，就用手指指自己張開的嘴巴。儘管患兒在長大後，會說一些結構簡單的句子，但他們講話時語氣平淡，缺乏面部表情，基本不與他人對視，內容也大都空洞膚淺，且與周圍環境不相符合，給人一種「驢脣不對馬嘴」的感覺。

患兒在長大後，仍會使用之前使用的動作或特定的姿勢來表達訴求，就像康康向康爸張大嘴巴那樣，他不知如何用語言表達，但知道只要對父親張大嘴巴，父親就會送水或食物給自己。除此之外，康康對別人的提問，也只是簡單模仿問題裡面的幾個詞彙，並不能做出正確回應，這也是自閉症患者語言障礙的一個表現，醫學上稱之為模仿言語（echolalia）。

4.興趣範圍狹窄：自閉症患兒很少喜歡正常兒童喜歡的玩具，他們感興趣的東西往往較另類。比如康康，他從小對一些常見的玩具絲毫不感興趣，反而對風車和電風扇情有獨鍾。倒不是說喜歡電風扇的兒童，就有可能是自閉症，但患有自閉症的兒童，大都喜歡簡單的物品，比如車輪等。

5. 刻板的行為模式：自閉症患者喜歡一成不變的日常生活模式，例如，每天吃同樣的飯菜、每天在固定的時間和地方睡覺，走路時也要按照固定的路線等。只要生活環境發生變化，哪怕像杯子變換位置這種微不足道的小事，都會讓患者情緒暴躁，甚至出現自傷行為，這也是康康無法獨自在福利機構生活的原因。

導致這種刻板行為的是患者的機械性思維方式。比如，康康因為記住了父親教他「魚兒在水裡游」，所以他每次到菜市場，都會把魚攤上的魚扔到水溝裡；康康也會因為記住父親教他「多吃菠菜對身體好」，所以他每頓飯只吃菠菜。

但從另一個角度講，患者的這種刻板行為也具有部分積極意義。他們一旦學會某項技能，就會像被輸入指令的機器人一樣，一絲不苟的完成任務。

康爸正是利用了這一點，才教會康康坐公車和整理圖書等技能，使康康能獨自在圖書館繼續工作。起床後吃藥、坐公車去圖書館、在圖書館裡拖地和整理圖書，然後晚上再坐公車回家……如此日復一日。這恐怕是康康最完美的結局了，也是康爸最希望看到的。

我們當然希望包括康康在內，每一位自閉症患者都能被這個世界溫柔以待，但康爸設想的這種情況，在現實中似乎難以複製，因為患者的周圍環境，不可能一直不發生變化，比如，藥吃完了、公車站換地點了、圖書館搬家了等。任何一個細微的變化，都會引起自閉症患者的嚴重不適應，而他們又不會用語言表達自己的訴求，只能透過胡鬧、吼叫、自傷或傷人等行為表達，所以，幾乎所有的自閉症患者，都需要在別人的照顧下才能生活。

自閉症目前尚無法治癒，「早發現，早干預」才是最好的應對方案。所以，家長如果發現自己的孩子，存在前面講到的行為和語言問題，就應該及時到醫院就診，以免耽誤治療。

把患者當成特殊的存在

部分自閉症患兒的早期表現並非行為的異常，而是正常行為的缺失。比如，**孩子**

本來已經會說的詞彙慢慢不說了。孩子出現這種情況時，家長就要注意了，不要錯誤的將這些異常變化，簡單的解釋為孩子性格內向。

性格內向和自閉症有本質上的區別：前者只是性格特點，後期是可以改變的，而後者屬於神經發育障礙，後期無法改變；性格內向的人只是在陌生人面前表現靦腆，在親人或熟人面前，還是能表現出依賴感和親密感，但自閉症患者是對所有人冷淡，即使面對的是自己的親生父母。

對自閉症的干預，主要依靠藥物治療和行為康復訓練。目前缺乏對自閉症核心症狀的特效藥物，藥物的作用僅是控制患者的不良情緒和衝動、攻擊行為等精神症狀。行為康復訓練是最主要的干預手段，其目標是最大限度的提高患者語言表達能力和社會適應能力，提高患者的生活品質。

相信每一位自閉症患兒的家長，都希望自己的孩子能在一夜之間回歸正常，但理想和現實之間，經常隔著一條無法跨越的橫溝。自閉症患者的神經發育異常是無法逆轉的，家長認為的「治癒」，其實只是患者的異常表現被藥物暫時控制住，一旦停藥就會復發。即便長期堅持服藥和接受康復訓練，想提高他們的語言能力和社交能力，大多數也非常有限。

值得一提的是，部分症狀較輕的自閉症患兒，在接受一定時間的藥物治療和行為康復訓練後，總體情況可以得到很大的改善，情緒和行為可以變得相對正常，語言表達能力也會有顯著的提高。但這容易給家長一個假象：孩子的病好了，應該到正常的學校學習。其實，多數自閉症患者仍須在特殊學校或特殊機構裡進行康復訓練，勉強將患者送進正常學校，容易適得其反，因為他們在那裡很容易遭到孤立和歧視，就算可以做到與普通同學一樣遵守課堂秩序，他們也很難真正參與到學習的過程中，成績合格者更是鳳毛麟角。

對自閉症患者的干預是一個十分漫長的過程，在這個過程中，家長的作用至關重要。除了耐心的陪伴患者，更重要的是**降低對患者的期望值，把患者當成特殊的存在**。有了這些特殊的孩子，就註定需要特殊的家長。

要成為特殊的家長，就要有比鋼鐵還堅硬的意志，要善於發現患者身上細微的優點，並將之放大。可以用這句話來表達：即使患者身上有一萬個缺點，家長也要學會忽略；即使患者身上只有一個優點，家長也要學會重視。

「與康康相處的這二十多年，也是我情緒逐漸平和的二十多年。我不再過分關注職場中的升遷得失，也不再糾結康康在同齡人中的智力程度。我更在乎的是我還能陪伴康康多久，以及今天的康康，比昨天又多學習了哪項新技能。」康爸自言自語道。

「孩子是第一次當孩子，你也是第一次當父親，能成為父子都是緣分，不管最後結果如何，無愧於心就行。據說，天上一顆星對應地上一個人，就像孩子無法選擇父母，我們也無法選擇孩子，還有什麼比和親人一起為了同一個目標努力奮鬥，更值得堅持的？」說完，我看了一眼康康。

「堅持……堅持……。」康康向我搖了搖手裡的風車。

在康康和康爸離開診室後，我的情緒卻久久不能恢復平靜。正常孩子的父母總是盼望孩子快快長大，而自閉症患兒的父母，卻希望孩子永遠都不要長大，因為孩子的成長，往往會給父母帶來更大的經濟負擔和精神壓力。

我們在關注自閉症患者生活品質的同時，也不能忽略他們父母的養老問題。像康康這樣的自閉症患者，即使在成年後，基本上也無法對父母履行贍養義務，所以如何讓這部分患者的父母安度晚年，就成了一個新的社會問題。

在這樣的背景下，在中國，作為一個全新機構，成人自閉症康復養護中心應運而生，它們也被親切的稱為「星星小鎮」。星星小鎮由部分自閉症患者的家長聯合出資籌辦並參與管理，地點一般選擇在城鄉接合部（按：城鎮與鄉村的交界處），這樣既可以讓患者感受到大自然的氣息，又可以讓他們隨時享受到城市的醫療和文化資源。

小鎮並不是單純讓自閉症患者療養的地方，還加入諸如休閒娛樂、行為康復、技能培訓、手工作坊和現代農莊等一系列設施，為現代化養護中心。小鎮由患者家長、專業人士和志願者一起管理，幫助自閉症患者逐步融入集體生活，並且為一些有工作能力的成人自閉症患者提供工作崗位，不僅讓他們獲得相應的勞動報酬，也在一定程度上減輕了小鎮的運營成本。

另外，小鎮對於患者的家人也十分友好。他們的家人除了隨時可以進入小鎮陪伴自己的孩子，也可以在小鎮養老，有意願的家長還能成為小鎮的員工，一邊工作賺錢，一邊照顧和陪伴自己的孩子。

小鎮的目標就是持續為自閉症患者提供優質的服務，為這些來自星星的孩子、他們的父母提供一個溫暖的家。希望將來能有越來越多的星星小鎮，協助所有的自閉症患者和他們的父母，過上有品質的生活。

國家圖書館出版品預行編目（CIP）資料

被黑狗咬住的人生：焦慮、恐懼、失眠、無助、極度社恐……情緒就像暗處的黑狗，你永遠不知牠何時跳出來攻擊，所幸牠們並非不能馴服。／徐勇著 .
-- 初版 . -- 臺北市：任性出版有限公司，2024.06
304 面；14.8×21 公分 . --（issue；064）
ISBN 978-626-7182-84-0（平裝）

1. CST：精神疾病　2. CST：精神分析
3. CST：心理治療

415.985　113003899

issue 064

被黑狗咬住的人生

焦慮、恐懼、失眠、無助、極度社恐……情緒就像暗處的黑狗，
你永遠不知牠何時跳出來攻擊，所幸牠們並非不能馴服。

作　　者／徐勇
校對編輯／連珮祺
副 主 編／馬祥芬
副總編輯／顏惠君
總 編 輯／吳依瑋
發 行 人／徐仲秋
會計助理／李秀娟
會　　計／許鳳雪
版權主任／劉宗德
版權經理／郝麗珍
行銷企劃／徐千晴
業務助理／連玉
業務專員／馬絮盈、留婉茹
行銷、業務與網路書店總監／林裕安
總 經 理／陳絜吾

出 版 者／任性出版有限公司
營運統籌／大是文化有限公司
臺北市 100 衡陽路 7 號 8 樓
編輯部電話：（02）23757911
購書相關諮詢請洽：（02）23757911 分機 122
24 小時讀者服務傳真：（02）23756999
讀者服務 E-mail：dscsms28@gmail.com
郵政劃撥帳號：19983366　戶名：大是文化有限公司

法律顧問／永然聯合法律事務所
香港發行／豐達出版發行有限公司　Rich Publishing & Distribution Ltd
地址：香港柴灣永泰道 70 號柴灣工業城第 2 期 1805 室
Unit 1805, Ph.2, Chai Wan Ind City, 70 Wing Tai Rd, Chai Wan, Hong Kong
電話：21726513　傳真：21724355　E-mail：cary@subseasy.com.hk

封 面 設 計／林雯瑛　內頁排版／吳思融
印　　　刷／鴻霖印刷傳媒股份有限公司
出 版 日 期／2024 年 6 月初版
定　　　價／新臺幣 399 元（缺頁或裝訂錯誤的書，請寄回更換）
I S B N／978-626-7182-84-0
電子書ISBN／9786267182826（PDF）
9786267182833（EPUB）

本書繁體版由四川一覽文化傳播廣告有限公司代理，經青島出版社有限公司授權出版。